SECRETS OF AYURVEDA

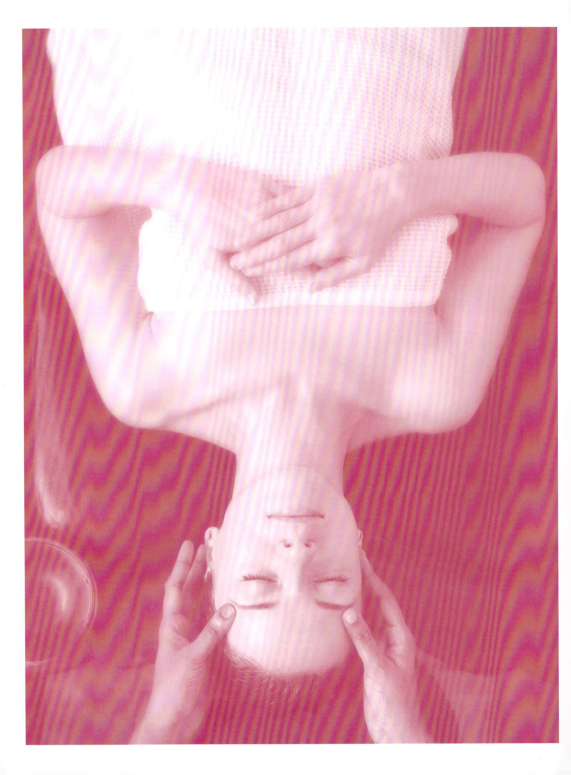

アーユルヴェーダ式
ライフスタイル

ゴピ・ウォリアー／ハリッシュ・ヴァルマ／カレン・サリヴァン共著
大田直子訳

This edition published in the UK and North America in 2017 by
Ivy Press
An imprint of The Quarto Group

First published in 2001

© 2017 Quarto Publishing plc

All rights reserved. No part of this book may be reproduced or transmitted in any form or by any means, electronic or mechanical, including photocopying, recording, or by any information storage-and-retrieval system, without written permission from the copyright holder.

出版社からのお願い
　本書に記載されている情報は、医学的なアドバイスの代わりとなるものではありません。治療を必要とする症状がある方は、資格を有する医師、またはセラピストにご相談ください。

Cover image: Shutterstock/Nataliia Kucherenko

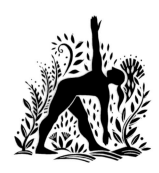

目次

本書の使い方	6
はじめに	8

アーユルヴェーダ——生命の科学　　10
アーユルヴェーダとは／アーユルヴェーダの起源／カルマの法則／バランスの概念／病気の原因／3つの生命力の特徴／ヴァータのアンバランス／ピッタのアンバランス／カパのアンバランス／あなたはどのタイプ？／心の健康状態／アンバランスの7段階／ダートゥ／マラ

アーユルヴェーダのアプローチ　　66
アーユルヴェーダの治療／パンチャカルマの5つの療法／アーユルヴェーダのオイルマッサージ／マッサージの方法／体のためのセルフマッサージ／マルマ／チャクラへの働きかけ／ハーブ治療／アーユルヴェーダのハーブの使い方／若返りプログラム／ヨーガ／ヨーガのエクササイズ1／ヨーガのエクササイズ2／プラーナーヤーマの練習／瞑想の重要性／マントラ／自然との和合／アーユルヴェーダの季節／アーユルヴェーダ式日常生活／月の影響／宝石療法

食事とライフスタイル　　150
健康に暮らすための簡易ガイドライン／アーユルヴェーダ式食事法の一般的ガイドライン／6つの味／食べ物の分類／アグニ——代謝の火／太りすぎの原因／断食／体質に合った食事／家庭での解毒

医師の指導か、自己治療か　　190
医師の診察／身体検査／アーユルヴェーダの病院／アーユルヴェーダと西洋医学／よくある病気／ドーシャのまとめ

用語解説	216
further reading	217
問合わせ先	218
索引	220

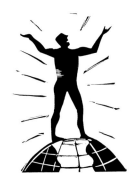 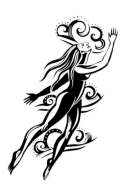 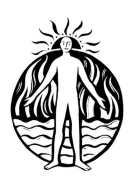

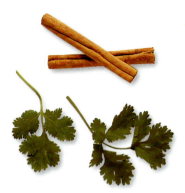

自然の体系
アーユルヴェーダは、ハーブ、食事、マッサージなどの療法により、心身の健康を増進します。

本書の使い方

アーユルヴェーダは、何千年にもわたって実践されている完成された医学体系です。本書はその背後にある原理を明確かつシンプルに解説しますので、まったくの初心者にも最適のガイドです。第1章では、アーユルヴェーダの魅惑的な歴史を説き、自分のアーユルヴェーダ体質を特定する方法をお教えします。第2章と第3章で、アーユルヴェーダの治療法と手順を幅広く紹介します。とくに食事法の説明には1章を費やしています。そして最終章では、医師に見てもらう必要があるのはどんな時か、自宅でアーユルヴェーダを実践するにはどうすればよいかを説明します。

注意事項

アーユルヴェーダ医学は健康に対するホリスティックなアプローチです。本書の説明は誠意をもって作成されたものですが、その提案は、医療、病院、あるいは精神医学療法に代わることを意図したものではありません。医学的または精神医学的な異常がある方は、アーユルヴェーダを実践する前に、かかりつけの医師に相談することをおすすめします。

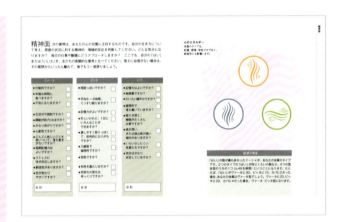

自己診断
簡単な質問に答えれば、自分の体質のタイプを知ることができます。

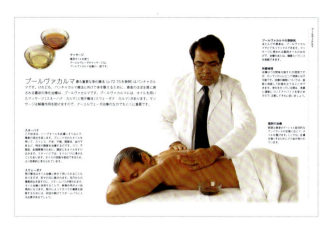

治療法
カラーページでは、アーユルヴェーダの医師が行う治療方法を説明します。

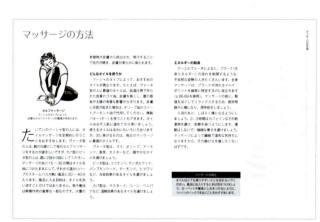

理 論
白黒のページでは、アーユルヴェーダ治療を裏付ける理論が解説されています。

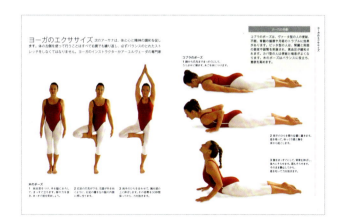

自己治療
自宅でできる実践のアイデアを紹介するページも豊富です。

本書の使い方

7

はじめに

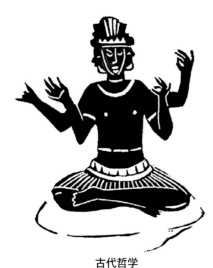

古代哲学
アーユルヴェーダは
インドの哲学、知恵、宗教、神話にもとづいています。

アーユルヴェーダは、インドとスリランカで実践されている伝統療法の体系です。中国伝統医学と同じように、アーユルヴェーダは完成された体系であり、情緒、体、そして心の健康増進を目的とした、さまざまな要素から成り立っています。この体系は何千年も昔、ブッダが誕生する前にすでに確立されており、聖書の物語の中にはアーユルヴェーダの教えを示しているものもあります。

アーユルヴェーダの営みは、健康と治療をあらゆる角度から網羅するために、さまざまな分野に分かれています。医学は、アーユルヴェーダという輪のスポークの1つに過ぎません。アーユルヴェーダの利点を十二分に享受するためには、占星術、瞑想、ヨーガ、マッサージ、音と音楽のセラピー、呼吸法など、まだまだたくさんある他の要素にも注目することをおすすめします。

アーユルヴェーダのアプローチは、従来の西洋医学とは大きく異なるところがあります。生きるためのプログラムともいえるアーユルヴェーダは、生活のあらゆる部分を対象とし、それを周囲の環境と結びつけて考えるのです。

とはいっても、心身ともに健やかであるためには、アーユルヴェーダの要素をすべて受け入れなくてはならないわけではありません。ただ、シンプルなアーユルヴェーダのアプローチに従うことで、ストレスとプレッシャーと不安が増大しつつある時代にも、バランスを保つ方法を編み出すことができるのです。とりわけ重要なのは、調和をとる働きをするライフスタイルを身につけられる点です。そういうスタイルで生活していれば、病気を予防できますし、たとえ病気になっても回復がはるかに早いのです。

はじめに

アーユルヴェーダの歴史

　アーユルヴェーダは科学と哲学が結合した体系であり、健康にとって必要な身体的、心的、情緒的、精神的な要素が、豊富に詳しく述べられています。ヴェーダと呼ばれるヒンズー教の聖典によると、アーユルヴェーダは、ヒンズー教の神話で宇宙の創造者とされている、最高神ブラフマーから授けられたものと言われています。

　ヴェーダには、リグ・ヴェーダ（最古のもの）、ヤジュル・ヴェーダとサーマ・ヴェーダ（インドの宗教と哲学の主要素で、紀元前3000年にできたもの）、そしてアーユルヴェーダの主な源であり、紀元前1200年に作られたアタルヴァ・ヴェーダがあります。

　医学の知識は、神インドラによって賢者アートレーヤに伝えられ、チャラカの伝統医学につながっていったと言われています。アーユルヴェーダの書物は、チャラカ、スシュルタ、ヴァーガバッタによって、紀元前600年から紀元後1000年の間に書かれました。

神の啓示

手術法はデヴォダス王に啓示されたと言われていて、これがアーユルヴェーダのスシュルタ手術法に発展しました。

アーユルヴェーダ
生命の科学

　アーユルヴェーダという言葉は「生命の科学」という意味のサンスクリット語で、それぞれ「命」と「知識」を表す「アーユス」と「ヴィド」という2つの言葉が語源になっています。アーユは、体、感覚、心、そして魂を表す日常のライフサイクルです。ヴェーダは、この世界と、そこに存在する万物の働きについての知識です。古代インドの偉大なリシ（予言者または賢者）がヴェーダを発見し、そこに病と健康の秘密があることを知りました。そこから彼らは、健康と幸福に必要な、数多くの身体的、心的、感情的、精神的な生命の要素を考慮した、アーユルヴェーダと呼ばれる高度な生命科学を体系化しました。したがってアーユルヴェーダは、健康全体、つまりあらゆるレベルの健康に取り組んでいるという意味で、ホリスティック——全体観的な体系なのです。

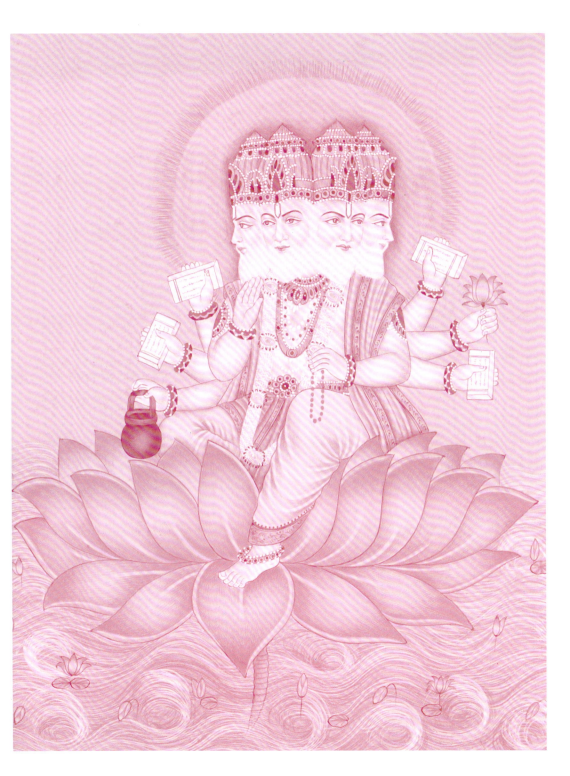

アーユルヴェーダとは

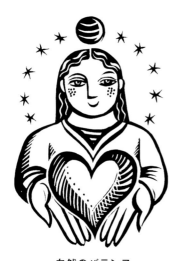

自然のバランス
アーユルヴェーダが目指すのは、
心、体、魂のバランスを回復することです。

大昔からあるアーユルヴェーダの体系は、すべての病気は心身両面を侵し、どちらか片方だけを治すことはできない、と教えています。アーユルヴェーダ医学には、喉の痛みや頭痛を治すハーブ薬のように単純で直接的なものもあれば、もっと深遠なものもあります。たとえば、健康を回復し維持するための土台として、過去世における健康状態を考慮する場合もあるのです。

西洋的な考え方

　西洋では、人はみな基本的に同じとみなし、患者一人ひとりではなく「病気」を治そうと考えます。

　アーユルヴェーダでは、患者は一人ひとり違うとして、体の健康だけでなく心や精神の状態も考慮します。患者一人ひとりの体質をもとに、診断が行われるのです。

近代的なアプローチ

　アーユルヴェーダは3000年以上前に生まれたものですが、時代とともにライフスタイルや食事、そして体に要求されるものが変化するにつれ、劇的な変貌をとげました。実際に、過敏性大腸症候群や慢性疲労症候群などの現代病が、従来の医学で治癒しないのに、アーユルヴェーダでよくなった例があります。アーユルヴェーダは時代遅れの神話をもとにした生命体系ではなく、科学的に正しいことが証明されている、適切でダイナミックで高度な医学体系なのです。

健康のために

　ヴェーダ哲学では、私たちの人生は、潜在能力を発揮しようと努力してこそ、

意義あるものになると言われていますが、基本的に健康状態がよくなければ、そういう努力もできません。アーユルヴェーダ理論は個人の体質を基礎とし、それがその人の罹患性を決めるとしています。

　アーユルヴェーダは、個人の基本的な体質の不調和だけでなく、ほとんどの病気が持つ心身相関要因の影響も考慮します。アーユルヴェーダは、健康で幸福な状態を維持し、精神、知性、そして身体の自己治癒能力を高めることに重点を置いています。治療の目的は、基本的な体質要因、つまりドーシャ（p.30-31を参照）のバランスを回復することなのです。

神聖な医学

インドでは、医療行為によって築いた富は、他人の苦しみから得たものなので汚れたものとされています。神に啓示されたアーユルヴェーダは、欲望と利己心ではなく、思いやりと気高さをもって実践するべきである、と言われているのです。

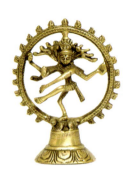

宗教的ルーツ
アーユルヴェーダは
ヒンズー教に源があり、
生きることの精神面を重視しています。

アーユルヴェーダの歴史

アーユルヴェーダには豊かで変化に富んだ歴史があり、その多くはインドの神話と絡み合っています。アーユルヴェーダは、特定の国や宗教や文明に属すことのない、永遠普遍のものと考えられていますが、そのルーツは東洋、とくにチャラカ・サンヒターにあります。この非凡な内科医学に関する文書は、2000年以上昔、顕微鏡が発明される前に書かれたものですが、体がどういうふうに細胞から成り立っているかを説明し、病気の原因となる20種類の微生物を列挙しているのです。

起源
古代アーユルヴェーダの教えから、何千年も昔、リシ（賢者）が人間の苦悩に落胆していたことがわかります。彼らは、劣悪な健康状態と短い寿命のせいで、人々には自分の精神面に注意を向ける時間がほとんどないことに気づきました。そこで52人のリシが、世の中から病気を一掃する方法を学ぶために、ヒマラヤのふもとまで旅したのです。

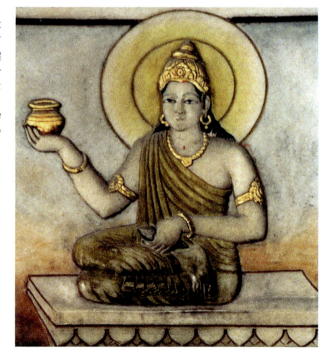

健康への道
アーユルヴェーダでは、精神性こそが
現世と来世における幸福の礎と
考えられています。

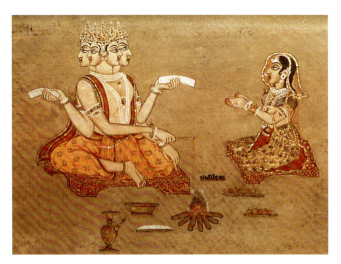

悪魔の病
アーユルヴェーダが体系化されるまで、病気は不健全な悪霊に取りつかれることだと考えられていました。体が病気に侵されると、精神は現世の心配事に押しつぶされ、悟りや心身の健康が妨げられるとされていたのです。

ブラフマーの贈り物
アーユルヴェーダの教えの主な出典であるヴェーダは、宇宙の創造者であるヒンズー教の最高神ブフラマーによって啓示されました。

アーユルヴェーダの誕生
52人のリシがともに瞑想し、その精神的営みによって得た知識を、アーユルヴェーダとして記録しました。チャカラ・サンヒターと呼ばれるこの重要な書は、聖典とされています。リシたちに伝えられた知識には、3つの局面──病因学(病気の原因についての科学)、症候学(症状の解釈についての科学)、そして瞑想──がありました。

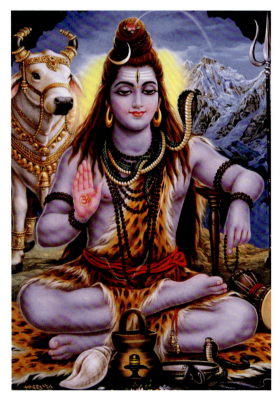

癒しの神
シヴァはヒンズー教の癒しの神で、病気の治癒を願って崇められています。

アーユルヴェーダの起源

आयुर्वेद

アーユスとヴィド
サンスクリット語のアーユスは「命」、
ヴィドは「科学」を意味し、
アーユルヴェーダ――「生命の科学」
の語源となっています。

初期のアーユルヴェーダの教えは、ヒンズー教の聖典であるヴェーダに書かれたものだったと信じている専門家もいますが、これを証明することはできません。ヴェーダは全部で4巻あり、第4巻であるアタルヴァ・ヴェーダに、アーユルヴェーダ体系の最も初期の詳細な記述の一部が含まれています。この聖典や他の書物（p.15を参照）から、アーユルヴェーダ医学が展開されたのです。その後何世紀もの間、その時その時最も効果的に人々を救うために、その体系は改められてきました。

世界的普及

紀元前272年から231年頃のインド皇帝アショーカは、アーユルヴェーダの病院を数多く設立しました。さらに彼は極東と中東に師弟を派遣したので、やがてアーユルヴェーダ哲学は、インドから中国、アラビア、ペルシャ、そしてギリシャまで、治療の現場に広まっていきました。

アーユルヴェーダの施術者が古代アテネまで到達したこと、そしてギリシャの伝統医学は異なる体液、つまり体質の考えに基づいていて、アーユルヴェーダの3つのドーシャ（P.30－31）の原理と関係している可能性があることが、現在わかっています。ギリシャ医学は、従来の西洋医学の発達に非常に大きな影響を与えました。

アーユルヴェーダが中国医学に影響したことは明らかです。どちらの医学もエネルギーのツボ、脈診、そしてハーブ療法を用います。中国医学で使われる五元素は、アーユルヴェーダのパンチャマハーブータ（p.54-55を参照）が起源とも考えられます。

20世紀

　インドでは、アーユルヴェーダが医学体系の主流として実践されていましたが、植民地支配が始まった20世紀初頭以降、西洋医学の手法が好まれるようになり、アーユルヴェーダは「時代遅れ」というレッテルを貼られました。多くの富裕家庭が子供に西洋医学を学ばせたため、アーユルヴェーダは事実上消滅してしまいました。

　しかし1980年、インドの国会は、アーユルヴェーダにも西洋医学と同じ地位を与える法令を定めました。今日、アーユルヴェーダは科学としてさかんに研究され、インドではこの10年で500を超えるアーユルヴェーダの企業や病院が設立されています。今では、西洋医学の医師とアーユルヴェーダの医師がともに働いている姿が見られます。

超越瞑想のヨーギー

アーユルヴェーダは1960年代に、インドの超越瞑想の導師、マハリシ・マヘーシュ・ヨーギーによって西洋に伝えられました。ヨーギーはアメリカとドイツで講演を行い、ビートルズも彼の信奉者でした。

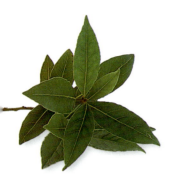

受け継がれる薬草
アーユルヴェーダの薬は天然の材料がベースで、ハーブから作られます。

8本の枝
アーユルヴェーダ医学には8つの分野があります。医師はヴァイドヤと呼ばれ、栄養学、心理学、薬草学、気候学はもちろん、ほとんどの人が宝石療法や占星術についても、しっかりした教育を受けています。

ホリスティックなアプローチ
アーユルヴェーダの目的は、単に病気を治すことではなく、病気を予防し、寿命を延ばすことです。アーユルヴェーダの発生理論では、互いに結びついているいくつかの要因が論じられます。

- 体
- 心
- 魂（意識）
- パンチャマハーブータ（5元素）

の4つの要因は互いに補い合うもので、各個人にとって等しく重要です。

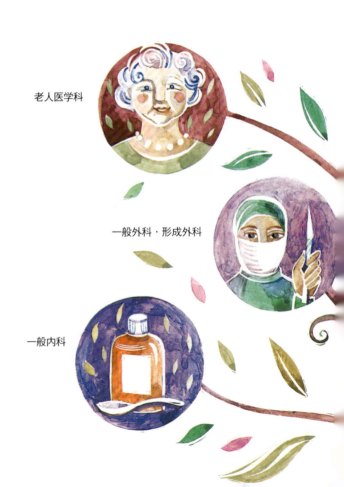

老人医学科

一般外科・形成外科

一般内科

生命の木
アーユルヴェーダには、小児科から老人医学科、ハーブ薬から一般および形成外科まで、あらゆる分野の医学があります。

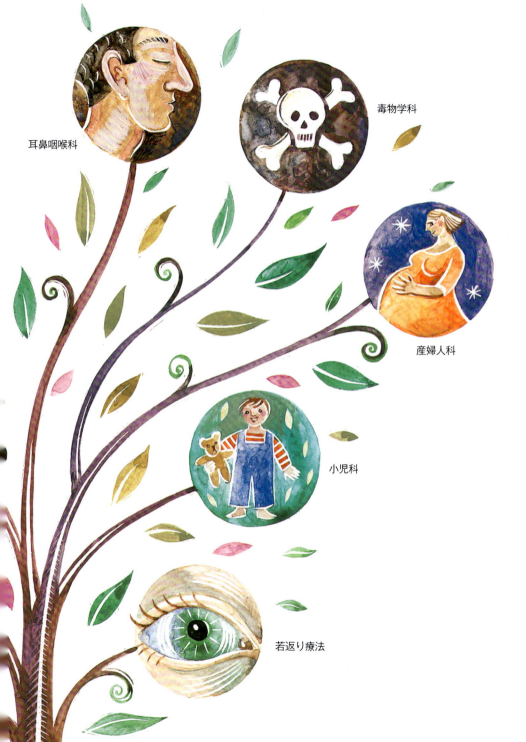

8本の枝

耳鼻咽喉科

毒物学科

産婦人科

小児科

若返り療法

カルマの法則

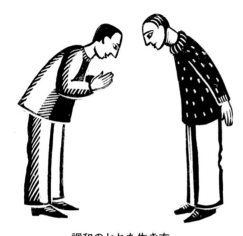

調和のとれた生き方
アーユルヴェーダでは、
道徳的な生き方こそ
調和への道であると考えられています。

カルマとは、ヒンズー教における因果応報の考えです。言い換えれば、あらゆる作用には、同等で逆向きの反作用があるという考えです。カルマはヒンズー教だけでなく、仏教やジャイナ教も含め、あらゆる東洋の宗教に不可欠な要素であり、ヒンズー哲学のあらゆる学派で論じられています。

　カルマの概念は、輪廻論の基礎でもあります。輪廻とは、人間も動物もすべての生き物は、「悟り」の状態に達するまで、誕生と再生を繰り返すという考えです。悟りを開いたときに、万物は苦悩を本質とする現世への誕生を繰り返す輪から、救済つまり解放される準備ができるのです。解脱と呼ばれるこの解放こそが、現世に肉体を与えられたすべての存在が目指す究極の目標です。

　アーユルヴェーダでは、病気はカルマによって起こると考えられています。他のいかなる理論も、この世の高潔な人々や子供たちの受難を、十分に説明することはできません。この理論が示唆しているのは、無慈悲な神という考えではなく、公正でバランスのとれた普遍的存在と意識の概念です。全体として調和のとれた存在となるために、プラスとマイナスの力はすべて自動的に調整されるのです。

カルマの形

　ヒンズー教では、個人のカルマには3つのタイプがあるとされています。

- プララブダ・カルマは、人がもって生まれたカルマで、前世のカルマのことです。つまり、もしあなたが前世で冷酷な夫だったとしたら、それが今世や来世の結婚にも影響するのです。別の人生では、冷酷な妻になるかもしれません。
- サンチッタ・カルマは、今世の行動や思考によって蓄積してきたカルマです。
- アガマ・カルマは、今世または来世におけるこれからの行動で生まれるカルマです。

　アーユルヴェーダの考えでは、病気は積み上げられた悪いカルマによって起こり、医学的治療だけでは治らないとされています。インド占星術（p.42-45を参照）を用いて、自分の個人的なカルマの性質や病気の原因となるカルマを理解し、自分の病気を医学的治療によってどれだけ治せるかを知ることができます。

カルマの消去

アーユルヴェーダの神聖な原典であるチャラカ・サンヒターには、次のように明確に表現されています。「すべての病気は、その原因となっているカルマを完全に消し去ってはじめて完治する」

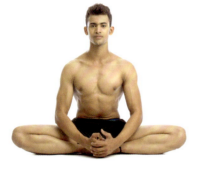

間接的な方法
アーユルヴェーダでは、瞑想のような習慣的な精神修養が健康のためになるとされています。

原因と結果
カルマの意味は何世紀もの間に変わってきましたが、つねに行為、とくに宗教的な行為についての認識を中心に展開されています。カルマという概念は、好ましい結果または思わしくない結果を生む、善い行為または悪い行為を指すようになっています。大きな病気、慢性の疾患、不妊、醜く重い皮膚病、そして心の病などは、アーユルヴェーダでは悪いカルマの結果とされているのです。

深刻な病気
カルマによって引き起こされた病気は、祈りや敬虔な行為、礼拝、そしてマントラの誦唱で治療します。こういう治療法には、十分ではないにしても少なくともある程度は、深刻な病気に対する効果があるというのが、おおかたのアーユルヴェーダ医師の意見です。

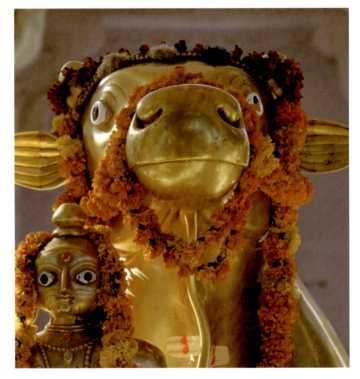

カルマの解放
敬虔な信心にはさまざまな形があり、悪いカルマを解き放つのに役立ちます。

カルマの影響

体の状態
人の健康は、
蓄積された過去のカルマで
決まる場合があります。

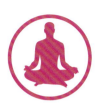

知覚
世界をどう理解するかが、
世界とどう関わるかを
決定します。

感情
否定的な感情は、
悪いカルマを助長する
ことがあります。

気質
人の性分は、
過去世における行動の
結果かもしれません。

意識
カルマの法則によると、
人の魂や精神は
肉体の死後も存続します。

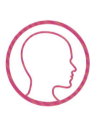

バランスの概念

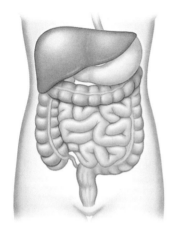

健全な体
健康を保つには、老廃物を体からきちんと排出する必要があります。

アーユルヴェーダでは、健康は単に病気でないということではありません。情緒、知性、体、行為、言動、そして生活環境が、よく調和して相互作用することが必要なのです。これらの要素はすべて等しく大切です。アーユルヴェーダ哲学では、健康はバランスなのです。

バランスのとれた状態になると、心からの満足と幸福感をもたらす精神的調和が実現します。体のことをいえば、さまざまな機能（消化、代謝、排泄、組織など）がすべてバランスよく働いているのが、健康な状態とされます。

肉体的な健康と同じように重要なのが、心、魂、そして感覚の状態です。安らかで満ち足りた、幸福な状態でなくてはなりません。

アンバランスの原因

22、23ページで述べた要因のほかにも、私たちがバランスを失う原因はたくさんあります。間違った食事をする、ふさわしくない生活を送る、あるいはストレスや否定的な感情を経験する、といった自然に逆らう行動を長期間続けていると、私たちは健康を損なわれて病気になるでしょう。これはドーシャ（p.30-31を参照）がアンバランスになるからなのです。

解毒

長期間にわたって生命エネルギーがアンバランスのままだと、たいていの場合、病気になります。アンバランスな状態によって引き起こされるいちばんのダメージは、毒素と老廃物からなるアーマ（p.65を参照）が蓄積されてしまうことです。

アーユルヴェーダ療法には、パンチャカ

ルマと呼ばれる、5つのステップの解毒法があります。これは、3つのドーシャのバランスを回復するために、体内のアーマを取り除くものです。

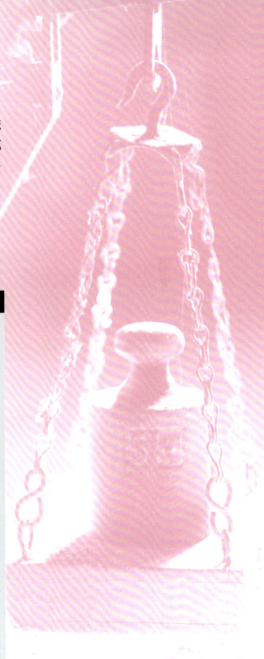

真の健康

アーユルヴェーダの原典であるチャラカ・サンヒターには、次の条件がすべてそろった状態こそが健康であると書かれています。

- 3つのドーシャ（ヴァータ、ピッタ、カパ）がすべて完璧にバランスを保っていること。
- 五感が自然に働いていること。
- 体と心と精神が調和していること。
- 体の組織すべてが正しく機能していること。
- 尿、糞便、汗の3つのマラ（老廃物）が生成され、自然に排泄されていること。
- 体内の導管（はり療法の経絡に相当する、いわゆるスロータス）がふさがることなく、エネルギーが流れていること。
- 消化の火、いわゆるアグニ（西洋医学用語でいう代謝）が健全で、正常な食欲があること。

健康と病気

アーユルヴェーダ医学の目的は、どうして病気になるのかを理解し、不健全な習慣を避けることによって、深刻な病気を確実に予防できるようにすることです。病気になってしまったときも、体の自己治癒を助けるさまざまな療法があります。アーユルヴェーダ療法の第一の目標は、きわめて重要な生命エネルギー間のアンバランスを修復することなのです。そして次に、エネルギー間の長期的な安定（バランス）を確立し、心身ともに最も望ましい健やかな状態をつくり出すことです。

理論は重要か
アーユルヴェーダの理論には、複雑で西洋人には理解しにくいものがたくさんあります。けれども、なぜ運動をするのか、なぜ日常の習慣を身につけなくてはならないのか、いつどういうふうに食事をして眠るべきなのか、などアーユルヴェーダ治療をあらゆる角度から理解することは大切なことです。心身ともに最も望ましい健やかな状態を実現するためには、意識を高め、精神を重視することが必要と考えられます。

静かな時間
毎日30分間、静かに座ることで、精神的な自己への意識を高めることができます。

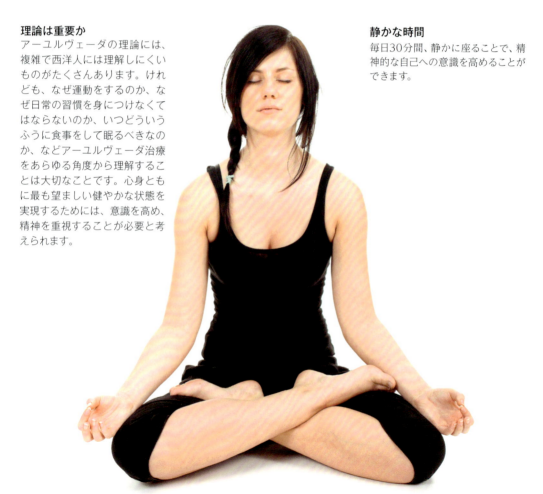

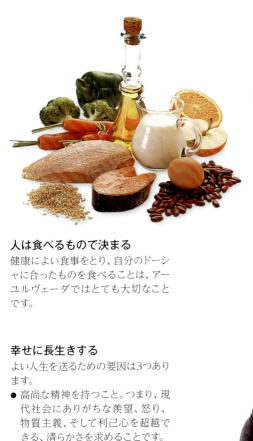

自己治癒

アーユルヴェーダの教えによると、心と体には自己治癒する知力があります。その知力が、私たちの周囲の世界や、私たちが生きている世の中を動かしているのです。全人類がこの知力をほとばしらせ、活かすように促すのが、アーユルヴェーダの役目です。

人は食べるもので決まる

健康によい食事をとり、自分のドーシャに合ったものを食べることは、アーユルヴェーダではとても大切なことです。

幸せに長生きする

よい人生を送るための要因は3つあります。

- 高尚な精神を持つこと。つまり、現代社会にありがちな羨望、怒り、物質主義、そして利己心を超越できる、清らかさを求めることです。
- 正しい食事と健康的なライフスタイルを取り入れること。
- バランスのとれた素質を受け継ぐこと。病気の遺伝的素質は両親から受け継ぐものです。アーユルヴェーダの精神的側面は、一人ひとりがカルマ (p.20-23を参照) のマイナス面を克服するのを助け、重大な影響を及ぼします。

全体の統一

運動、精神集中、そして瞑想を組み合わせたヨーガは、心と体と精神を一つにします。

健康と病気

病気の原因

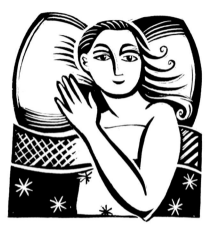

健康的な睡眠
十分な睡眠をとることも、
健康を守るのに役立つ要因です。

アーユルヴェーダでは、さまざまな要因が病気を引き起こすとされていて、中には、西洋人には聞き慣れないものもあります。たとえば、不道徳な精神が原因になることがあると考えられています。これは西洋では一般的な考え方ではないかもしれませんが、多重人格障害の研究で、場合によってはこの理論が当てはまることがわかっています。ほかには、毒物、毒素、汚染、火、事故、惑星の動き、神の行為、そしてカルマの影響（p.20-23を参照）などが原因として挙げられます。

不健康な行動

アーユルヴェーダでは、病気の真の原因はアンバランスだと言われています。アンバランスにつながるおそれのある要因は主に３つあります。

- 心身の誤った使い方（プラジナパラダ）。これには、人間の生命に関係する自然の秩序に逆らい、知性や情緒や記憶を損なう、あらゆる思考と行動が入ります。自分の体や健康を顧みないことだけでなく、暴飲暴食、咳・あくび・くしゃみ・排便・排尿など自然の衝動の抑制、自分勝手な行動、ふさわしくない人（欲が深い人、憎しみでいっぱいの人、怒っている人）との交友、などもこのカテゴリーに入る要因です。
- 感覚器官と感覚対象の不健全な結びつき（アサトミエンドリヤルタ・サムヨーガ）。五感器官への刺激が過小または過剰だということです。耳をつんざくような騒がしい音や音楽を聞く、不衛生な環境で暮らす、中毒物質を吸う、マッサージなどの身体療法をやりすぎる、などはすべて不健全な結びつきの例です。
- 時間と季節の影響（p.132-33を参照）。

病気の原因

アーユルヴェーダでは、一連の習慣が生活の基盤を築くとされています。毎日行うものもあれば、年1回のものもあり、人生の節目節目でやることもあります。さらに、私たちの生活にはサイクルがあると考えられています。そういうサイクルはすべて重要であり、健康のためにはそれを固守する必要があるのです。たとえば、睡眠不足になる、冬に寒い思いをする、夏に暑い思いをする、といったことは害になると考えられています。アーユルヴェーダでは、多くの病気は季節的なものとされ、時季によって治療も異なります。3つのドーシャにはそれぞれ、増大しやすい季節があります。優勢なドーシャを持つ人は、ドーシャのバランスを保つために、その季節にはとくに注意を払うことが大切です。

病気の原因

病気の主な原因は、ドーシャのアンバランスです。ドーシャとは、すべての生き物に作用する3種類の身体的エネルギーで、突然アンバランスになることもあれば、ゆっくりとだんだんにバランスが崩れていく場合もあります。

3つのドーシャ

アーユルヴェーダ哲学の基本に、人はドーシャと呼ばれる3種類の生命エネルギーから成り立っているという考えがあります。私たちはそれぞれ異なる体質をもって生まれています。人の体質は、受胎のときの両親のドーシャの状態をはじめ、いくつかの要因によって決まります。一人ひとりがプラクリティ、つまり自分に合った3つのドーシャのレベルをもって生まれるのです。病気を予防するには、体質を強くするのがいちばんです。たとえば、悪い習慣や食べ物、あるいは働きすぎなどで、ドーシャのバランスが崩れると、病気にかかりやすくなります。アーユルヴェーダは、一人ひとりの体質をプラクリティの状態に回復させるよう働きかけることで、病気の進行を防いでくれます。

ドーシャとは

人間の体質は一人ひとり異なり、体内の生命エネルギーのバランスで決まります。この生命エネルギーが3つのドーシャ、つまりトリドーシャであり、それぞれサンスクリット語でヴァータ、ピッタ、カパと呼ばれています。どんな人の体質も、レベルこそ違え、3つのドーシャすべてに支配されていますが、たいていの人には1つまたは2つの優勢なドーシャがあります。

健康的な体質

病気の予防には、丈夫な体質がいちばんです。体がうまく機能していれば、病気にかかる可能性は低いですが、体質が弱まると病気にかかりやすくなります。アーユルヴェーダの目的は、一人ひとりの体質を助けて、病気を予防することです。

ドーシャの影響

体質、嗜好、性格的な特徴、睡眠のパターン、さらには摂取するべき食べ物までも、ドーシャによって決まります。生きている間には、環境、食事、ストレス、トラウマ、そしてけがによって、ドーシャがアンバランスになることがあります。この状態はヴィクルティと呼ばれています。アンバランスがひどくなると、体をこわすおそれがあります。

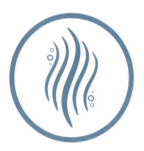

ヴァータ
ヴァータは、風と空の元素につながっています。

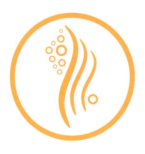

ピッタ
ピッタは、火と水の元素につながっています。

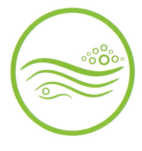

カパ
カパは、水と地の元素につながっています。

3つのドーシャ

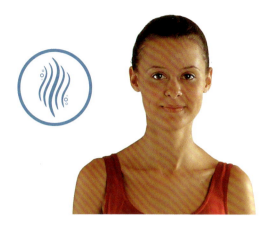

ヴァータ型
ヴァータが優勢な人は、細身で乾燥肌、とがった長い顔で目は小さく、歯並びが悪く、唇が薄いのが特徴です。

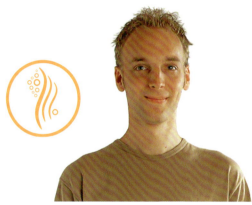

ピッタ型
ピッタが優勢な人には、滑らかでそばかすの多いハート型の顔、端正な鼻、薄い色の目の人が多く、歯が黄色っぽい人もいます。

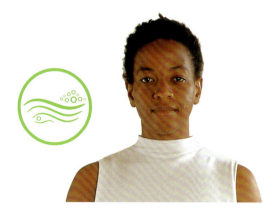

カパ型
カパが優勢な人は、肌はオイリー、髪は豊かでウェーブがかかり、目は青または茶、がっしりした体格です。

3つの生命力の特徴

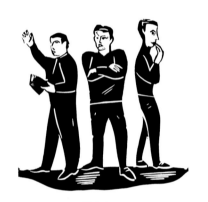

類まれ
人はみな類まれな存在ですが、
3つのドーシャ型のどれか、
または混合型に当てはまります。

トリドーシャはアーユルヴェーダ哲学特有の概念で、それによると、ヴァータ、ピッタ、カパの3つの生命エネルギーがあります。この生命エネルギーが、生き物の心身の機能全体を支配しているのです。3つのエネルギーのバランスがとれていれば、人は健康と長寿を享受できますが、アンバランスだと病気にかかります。

3つのドーシャの型

ドーシャの各タイプにはそれぞれ異なる特徴があります。ヴァータ型は、やせていて落ち着きがなく、歯並びが悪く、爪を噛む癖があり、睡眠のパターンが不規則になりがちです。ピッタ型は中肉中背で、たいていすらりとしています。顔色は赤みがかっているか黄色っぽい人が多く、目はたいてい緑、灰色、または茶色です。自然にリーダーになりますが、嫉妬深く怒りっぽい傾向があり、批判的になりがちです。

カパ型は、がっちりした均整のとれた体格で、太りやすい傾向があります。性欲が強く、食欲は普通で安定しています。知的ではっきりと話し、免疫系が丈夫です。

生物学的作用

3つのドーシャは生物学的作用をすべて支配していて、そのエネルギーが身体的・心理的性質を左右します。つまり、それぞれの内部の優勢なエネルギーによって、

- 容姿
- 臓器の機能
- 知的能力
- 気性

が決まるということです。ほとんどの人は、2つのドーシャの混合型で、一方のドーシャが他方より優勢です。優勢なドーシャによって、上記の要素だけでなく、特定の疾患や異常への素因も決まります。

　3つのドーシャはそれぞれ、機能や作用する場所によって、体内で5つの形をとります。たとえば、体内のヴァータには、プラーナ（頭）、ウダーナ（胸）、ヴィヤーナ（心臓）、アパーナ（骨盤）、サマーナ（腹）の5種類があります。

年齢と季節

幼少時代から10代まではカパ、20歳から50歳まではピッタ、60歳を過ぎるとヴァータの影響を受けます。

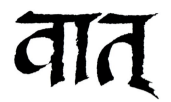

ヴァータ
サンスクリット語の
ヴァータは「動く」を意味します。
ヴァータ体質の人は、
力が強く動きが多いのが特徴です。

ヴァータ

ヴァータは、「動く」あるいは「熱狂する」という意味のサンスクリット語です。ヴァータはトリドーシャ構造の中で最も重要な要素であり、体の動き（物理的なものも精神的なものも）をつかさどっています。支えとなる構造と組織を保ち、体内の血液循環をコントロールします。ヴァータにつながる宇宙現象は風であり、その主要原理は変化です。ヴァータを構成する元素は風と空（下記を参照）で、活動や動きに影響を与えます。したがって、ヴァータ型は呼吸や空気が過剰になりやすく、気まぐれで、ライフスタイルや性格がエネルギッシュです。

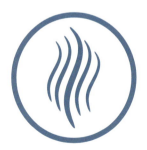

風
風は永遠不変の実体であり、
魂と結びついて
存在を生み出します。

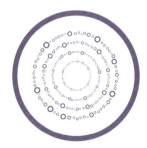

空
空は、
口や鼻腔など体内の空間に
相当します。

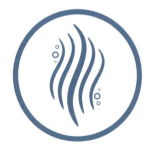

風と空
ヴァータの構成元素は空と風、
つながりのある宇宙現象は風、
その原理は変化です。

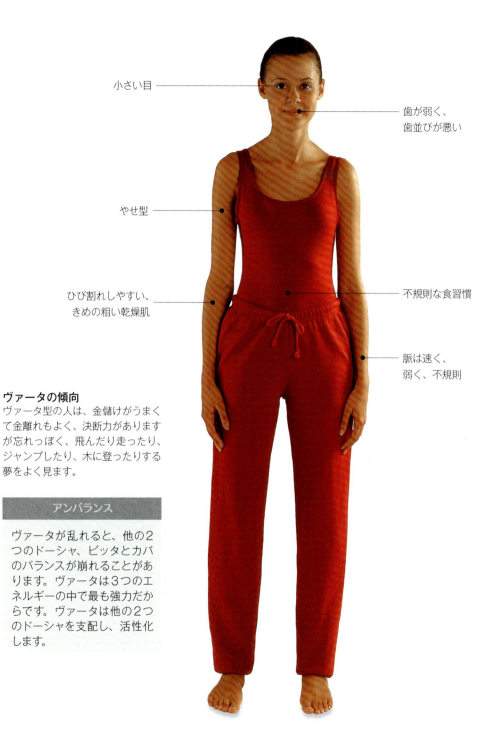

ヴァータ

小さい目

歯が弱く、
歯並びが悪い

やせ型

ひび割れしやすい、
きめの粗い乾燥肌

不規則な食習慣

脈は速く、
弱く、不規則

ヴァータの傾向

ヴァータ型の人は、金儲けがうまく
て金離れもよく、決断力があります
が忘れっぽく、飛んだり走ったり、
ジャンプしたり、木に登ったりする
夢をよく見ます。

アンバランス

ヴァータが乱れると、他の2
つのドーシャ、ピッタとカバ
のバランスが崩れることがあ
ります。ヴァータは3つのエ
ネルギーの中で最も強力だか
らです。ヴァータは他の2つ
のドーシャを支配し、活性化
します。

ヴァータのアンバランス

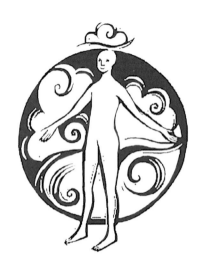

台風の目
ヴァータのアンバランスは、
めまぐるしい生活によって引き起こされることがあり、
風で悪化します。

ヴァータはストレスと神経系に関係し、体液喪失にもつながっていて、西洋のライフスタイルはヴァータをひどく乱すおそれがあります。ヴァータ型の人は、不安、恐怖、悲しみ、あるいは動揺に苦しみやすいのですが、これは主に、全力で生きているからなのです。自分はヴァータが優勢だとわかった人は（p.48-51を参照）、定期的に充電する時間を取るようにしましょう。生活のペースを落として、適度の気晴らしに時間を使いましょう。

アンバランスの原因

いちばんの原因は西洋的なライフスタイルです。ヴァータ型は、刺激的な体験やめまぐるしい生活に無意識に引き寄せられます。ストレス、過剰な活動、リラックスできない状況、食べすぎ、タバコやアルコール、働きすぎ、極度の肉体的あるいは精神的な緊張、といったことはすべて、長期間続くとアンバランスを引き起こしかねません。好奇心をかきたてる活動がふんだんに盛り込まれた、スリルあふれる休暇——ヴァータ型を自然に引きつけるのですが——も、ヴァータを増大させるおそれがあります。そのため、ほとんどのヴァータ型の人には、あまり気を散らすもののない、暖かくてリラックスできる場所での休暇がおすすめです。ヴァータが乱れる原因としてはほかに、食事抜き、睡眠不足、寒くて風の強い天気、生ものや冷たいもの、または乾燥したものの食べすぎなどが挙げられます。

バランスのとれたヴァータ

ヴァータと他のドーシャとのバランスがとれているとき、ヴァータ型の人は熱心で、集中力があり、積極的です。典型的なヴァータ型は、すばやく行動し、新しい状況に楽に順応し、機転を利かせて創造することが

ヴァータのアンバランス

できます。ヴァータのバランスがとれているとき、ヴァータ型の人はよく眠り、膀胱からも腸からも効率的に排泄し、免疫系がとても強くなります。

アンバランスの兆候

下記の症状が1つ以上出るのは、ヴァータがアンバランスな状態になっている明らかな兆候です。

- 肌荒れ
- 爪がもろくなって、ささくれる
- 舌が乾く
- 血色が悪く、顔が土気色になる
- 便秘
- 痰のからむ咳
- 目や唇が乾く
- うつ、または生きるエネルギーや喜びの喪失
- 呼吸器障害
- 不眠、または睡眠障害
- 何となく疲れる
- 不安、心配、混乱
- めまい
- 高血圧
- 筋肉の緊張
- 神経痛
- 震え、または悪寒
- 痙攣
- 体重が減る
- 「神経性の」胃痛

37

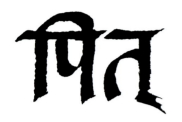

ピッタ
サンスクリット語のピッタは、
「熱する」または「燃やす」を意味し、
激しやすい気性が特徴です。

ピッタ

ピッタは、「熱する」あるいは「燃やす」という意味のサンスクリット語です。発熱をはじめとする、すべての生化学的作用をつかさどり、火と水で構成されています。ピッタにつながる宇宙現象は太陽であり、その主要原理は転換です。ピッタは代謝や変換に影響を与えます。ピッタ型の人は「過剰な熱意」を持つ傾向があり、物事を楽に転換したり変えたりすることができます。ピッタの本質である火は、怒りやかんしゃく、あるいは批判的な性質につながる傾向を生みます。ピッタ型の人は、野心的すぎると思われがちです。

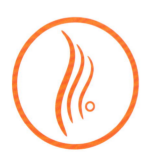

火
ピッタ型には、非常に激しやすい
人が多く、これは太陽への
つながりが原因です。

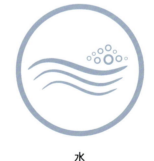

水
水は転換を表し、
ピッタ型はたいてい、
楽に変化を起こすことができます。

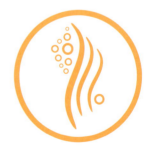

火と水
ピッタの構成元素は火と水で、
本質的に流動性と熱を
兼ね備えています。

ピッタの傾向

一般にピッタ型の人は決断力があり、新しい考えを受け入れ、言葉を操ることに長けています。ただし、仕事が多すぎるのは好みません。ピッタの脈は急に強くなることがあるので「蛙」と呼ばれています。毎分70〜80回で、一定しない傾向があります。

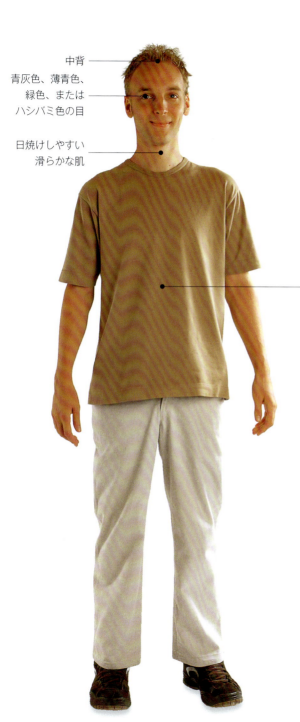

- 中背
- 青灰色、薄青色、緑色、またはハシバミ色の目
- 日焼けしやすい滑らかな肌
- 食欲旺盛でしょっちゅう空腹を感じる

ピッタの種類

ピッタには5種類あります。

- **パーチャカ（胃）** 最も重要なピッタ・エネルギー。他の機能を助け、消化液を調節します。

- **ランジャカ（脾臓、胃、肝臓）** 肝臓は解毒に不可欠ですから、肝臓のランジャカはとくに重要です。

- **サーダカ（心臓）** 知性、知能、創造性、自尊心、恋愛感情を支配しています。

- **アーロチャカ（瞳孔）** 外界のものを見る能力をつかさどっています。

- **ブラージャカ（皮膚）** 体温、汗、皮脂を調整します。

ピッタのアンバランス

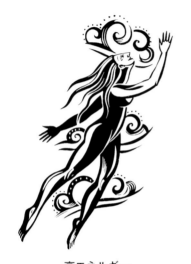

高エネルギー
ピッタ型は激しい欲望を持っていて、それがしばしば過剰な野心となって表れます。

アンバランスの原因

　ヴァータ型と同様、ピッタ型も長期のストレスや不規則なライフスタイルでバランスを失うおそれがあります。したがって、睡眠を十分にとり、食事を抜かず、湧き上がってくる感情を表現する時間を持つことが大切です。アンバランスになる原因としてはほかに、暑すぎたり日光に当たりすぎること、消化器官のトラブルにつながる塩辛い、脂っこい、あるいはスパイシーな食べ物などが挙げられます。テレビを見ているとき、コンピューターを使っているとき、あるいは歩きながら食べているときは、ピッタが増大します。

バランスのとれたピッタ

　この激しやすい要素のバランスがうまくとれていれば、ピッタ型の人はとてもエネルギッシュになり、満足、安心、調和、そして幸福を感じます。食欲は旺盛、消化は順調です。筋肉はスムーズに動き、皮膚はすべすべになり、ホルモンのバランスがよくなり（月経前症候群のようなホルモンのトラブルが起こる可能性が減り）、肝臓は効果的に体内の毒素を減らします。しかし最も重要なのは、知的能力と創造性が高まり、

　ピッタ型の人たちは通常、良好な免疫機能を備え、健康的で丈夫です。ヴァータ型ほど強迫的ではありませんが、エネルギーレベルが高いため、周囲の人たちが弱るような状況でもそのまま突き進むので、リラックスすることを覚える必要があります。ピッタは火という主要な元素と関係があるため、時に激しやすい性格になり、それが嫉妬、競争心、過剰な野心につながる場合があります。

成功を遂げられることです。ピッタ型の人には、水をたくさん飲んで、できるだけ周囲の環境を涼しくしておくことをおすすめします。もっと言えば、水の近くに住むのがよいでしょう。

アンバランスの兆候

下記の症状が1つ以上出るのは、ピッタがアンバランスな状態になっている明らかな兆候です。

- 多汗や上気
- 呼吸の乱れ
- 睡眠障害
- 消化不良
- 肝臓が弱る
- ホルモンの不足
- 胸やけ
- 湿疹
- 過度の空腹感
- 顔色が黄色っぽくなり、肌にしみができる
- 炎症を起こしやすい
- 過敏性大腸症候群

激しやすい気性

ピッタの感情は激しやすく、嫉妬、憎悪、憤激、怒りがよく見られます。しかし、燃え上がりやすいのと同じくらい、冷めやすくもあります。

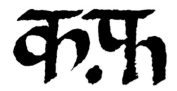

カパ
サンスクリット語のカパは「抱く」を意味します。
カパ型の人は、
寛大で情愛深い傾向があります。

カパ

カパは、「抱く」あるいは「まとめる」という意味のサンスクリット語です。カパは体力と抵抗力両方の源であり、生体の構造をつかさどっています。カパを構成する元素は水と地です。その構成のおかげで（地には安定させる働きがあります）、カパは他の2つのドーシャより安定しています。カパにつながる宇宙現象は月で、その主要原理は慣性ですから、カパ型の人は、退屈を避けるために刺激を必要とします。カパ型の人はたいてい、物事をまとめるのが得意で、変化を好みません。

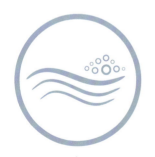

水
カパ・エネルギーは、
排尿など水に関係する
体の機能をコントロールします。

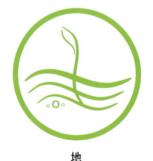

地
地という元素は重く
安定しているので、カパ型は
がっちりした体格になりがちです。

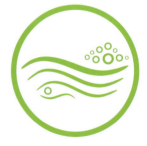

水と地
カパは水と土からできていて、
3つのドーシャの中で
最も頼りになります。

豊かでつやのある
髪とオイリーな肌

カパ

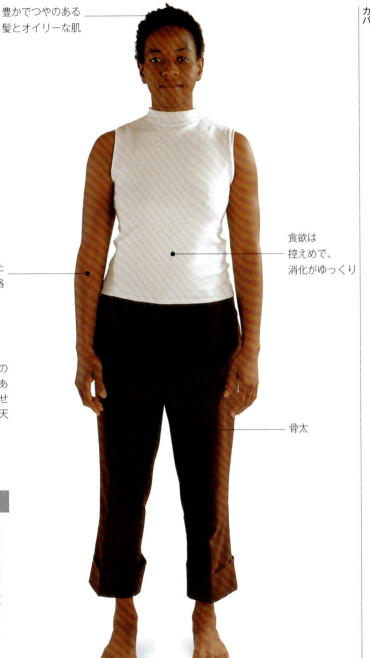

食欲は
控えめで、
消化がゆっくり

がっちりした
重さのある体格

カパの傾向
寛容で雅量があり、穏やかな性質のカパ型は、誠実で情愛深い傾向もあります。自分のために他人を働かせるのが上手です。霧が立ち込める天気を嫌います。

骨太

カパの寿命

カパ型の人は長生きする傾向にあります。あまりいらいらしないからかもしれません。たいていの人は、大きい魅力的な目をしていて、生命力にあふれ、ゆっくり落ち着いて行動する傾向があります。

カパのアンバランス

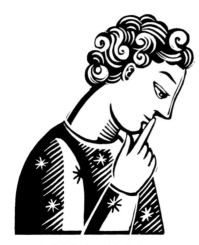

たくましく頼りになる
カパ型は情愛深くしっかりしていて、
ゆっくり、理性的に、落ち着いて行動します。

アンバランスの原因

　カパ型のアンバランスの主な原因は刺激の不足です。それが惰性につながるおそれがあります。原因はほかに、寒くてじめじめした気候、食べすぎ、糖分や脂肪や塩分が多すぎる食事（甘味、酸味、塩味の食べ物はカパを増大させます）、運動不足、眠りすぎ——とくに昼寝、などが挙げられます。

バランスのとれたカパ

　バランスがとれていると、カパ型の人はとても魅力的です。忍耐強く、情け深く、勇敢で、情緒が安定した、よき友人になります。カパ型の人は、身体的にはたくましく丈夫で、しっかりした関節にがっしりした体格、栄養状態は良好、性的能力は高く、消化機能も十分です。できるだけ運動を避けたがりますが、日課としてやるようになれば、他のドーシャよりもスタミナはあります。カパは体に病気への抵抗力をつけるだけでなく、治癒の作用も大いに助けます。体内の同化力ですから、微小の細胞の形成もコントロールしているのです。忠誠心、寛容、愛情といった、精神を安定させ、強くする作用も支えています。

穏やかで落ち着いているカパ型の人は、繊細で直観力があり、全体的に健康です。骨太で、とくにおいしいものを食べるのが好きなので、太りやすいのが特徴です。カパ型の人には睡眠障害がほとんどなく、逆に寝過ごしがちです。頼りになる情愛深い性質は、惰性や不精に起因する場合もありますが、自分の生活や周囲の環境の平和、平穏、そして安定を愛する気持ちは本物です。

カパのアンバランス

アンバランスの兆候

下記の症状が１つ以上出るのは、カパがアンバ
ランスな状態になっている明らかな兆候です。

- 肌が青ざめる
- 寒さに敏感になる
- 消化不良と肥満
- 寝過ごす
- 代謝異常
- 呼吸障害
- むくみ
- アレルギー
- うつ
- 嫉妬する
- 無関心または不活発になる
- インポテンツ

カパの種類

体内のカパには５種類あります。クレーダカは
胃、アヴァランバカは心臓、ボーダカは舌、タ
ルパカは頭、シュレーシャカは関節にありま
す。ですから、カパのバランスが崩れたときは、
この５つの場所に欠陥やトラブルが生じると考
えられます。

45

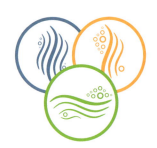

組み合わせ
たいてい1つのドーシャが優勢ですが、1つ以上のドーシャ型が見られるのはごく一般的です。

あなたのドーシャは？
30〜45ページを読めば、自分のタイプがわかる人も多いでしょう。けれども、あなたの体質はあなただけのものです。体質のタイプには大きく分けて7種類あります。1つのドーシャが優勢なタイプが3つ（カパ、ピッタ、ヴァータ）、2つのドーシャの混合型が3つ（ヴァータ・ピッタ、ピッタ・カパ、ヴァータ・カパ）、そして3つのドーシャすべてが同等の力を持っているように思えるタイプです。

評価
このあと数ページにわたって示す質問は、自分のドーシャを特定しやすくするために考えられたものです。いちばんよいのは、質問に2回答えることです――1回は自分だけで、もう1回は意見を言ってくれる友だちと一緒に。というのも、自分自身を客観的に見るのは難しいものです。答えが食い違った場合は、別の友だちか家族と一緒に、もう1度やってみましょう。

患者の診断
医師はさまざまな兆候をチェックすることで、あなたのタイプとすべてのアンバランスを正確に診断することができます。

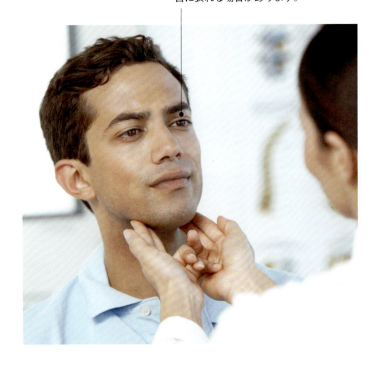

アンバランスは目に表れる場合があります。

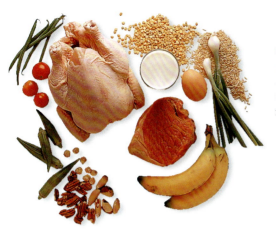

ヴァータの食べ物
自分のドーシャがわかれば、バランスをとるのに役立つ食事をすることができます。ほとんどのヴァータ型の人は、食事に肉が欠かせません。

ピッタの食べ物
ピッタ型はできるだけ生のものを食べるべきです。とくに夏には、心身を爽快にする冷たい食べ物をとるよう心がけましょう。

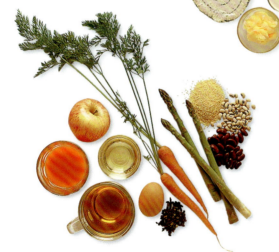

採点
各体質タイプの質問に、「はい」または「いいえ」で答えてください。タイプごとに、「はい」と答えた回数を合計します。1つのタイプの「はい」が他のタイプより目立って多い場合、それがあなたのドーシャ型であることはほぼ確実です。2つのタイプの「はい」が同じくらいで、3つめが比較的少ないようであれば、あなたのタイプは、前者2つのドーシャの混合型と思われます。3つがだいたい同じになる人はまれです。

カパの食べ物
カパ型は野菜をたくさん食べて、穀類と肉は避けなくてはなりません。加熱した食べ物を中心にとるのがよいでしょう。

あなたのドーシャは？

47

あなたはどのタイプ？

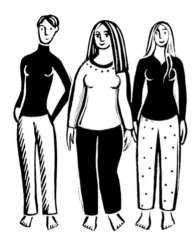

あなたの体型は？
身体的な容姿は、
体質のタイプを特定するのに役立つ要因の1つです。

ず、自分の体の外観と性質について考えましょう。このページの質問は、容姿に始まり、周囲の状況に対する体の反応、体が食べ物をどう処理するか、話すときどんな声を出すかにいたるまで、あらゆる項目が並んでいます。リストすべてに目を通して、答えが「はい」になる項目をチェックしましょう。友だちと一緒にやると、客観的な評価をすることができます。答えに自信がないときは飛ばして、後でその質問に戻ってください。（採点方法はp.46を参照）。

ヴァータ

- 非常に背が高いか、あるいは低くてやせていますか？ ☐
- 軽くて細い体格ですか？ ☐
- やせていて、太りにくいですか？ ☐
- 色黒ですか？ ☐
- 髪の量は平均的ですか？ ☐
- 目は小さいか、細いか、またはくぼんでいますか？ ☐
- 目は黒か灰色ですか？ ☐
- 出っ歯ですか？ ☐
- 歯が極端に小さいか、または大きいですか？ ☐
- スタミナ不足ですか？ ☐
- 寒いより暖かいほうが好きですか？ ☐
- よく便秘になりますか？ ☐
- 声がか細いか、低いか、かすれているか、または震えていますか？ ☐
- 早口ですか？ ☐
- 甘いもの、塩辛いもの、胃にもたれるもの、または脂っこい食べ物が好きですか？ ☐
- 脈拍は、男性の場合70以上、女性の場合80以上ですか？ ☐

合 計	

あなたはどのタイプ？

ピッタ

- 中肉中背ですか？　☐
- 体重は中位ですか？　☐
- 暑いとき、たくさん汗をかきますか？　☐
- 肌がなめらかで、とても温かいですか？　☐
- 顔は色白か、ばら色ですか？　☐
- 髪は細いか、柔らかいか、赤いか、
  またはブロンドですか？　☐
- 目の大きさは中位ですか？　☐
- 目の色は青か、灰色か、
  ハシバミ色ですか？　☐
- 歯の大きさは中位、
  色は黄色っぽいですか？　☐
- スタミナと体力がありますか？　☐
- 暖かいより涼しいほうが好きですか？　☐
- 下痢をしやすいですか？　☐
- 説得力のある、
  はっきりした話し方をしますか？　☐
- 食べ物は甘いもの、あっさりしたもの、
  温かいもの、苦いものが好きですか？　☐
- しょっちゅうお腹が空いて、
  食事を抜くのは苦痛ですか？　☐
- 脈拍は、男性の場合60 ～ 70、
  女性の場合70 ～ 80ですか？　☐

合 計

カパ

- がっしりしていて、
  かなり大きいですか？　☐
- 大きくて幅広の体格ですか？　☐
- 太りやすいですか？　☐
- 汗をほとんどかきませんか？　☐
- 肌はしめっていて冷たいですか？　☐
- 顔色は青白いですか？　☐
- 髪は豊かで、つやがあって、
  黒っぽいですか？　☐
- 目は大きくて出ていますか？　☐
- 目の色は青、または茶色ですか？　☐
- 歯は白く、歯肉は丈夫ですか？　☐
- 歯は大きいですか？　☐
- 動きは落ち着いていて、
  ゆっくりですか？　☐
- 持久力がありますか？　☐
- 排便は普通ですか？　☐
- 食欲はかなり安定していて、
  食事を抜いても平気ですか？　☐
- ゆっくり話しますか？　☐
- 乾いた食べ物、低脂肪のもの、甘いもの、
  スパイシーなものが好きですか？　☐
- 脈拍は、男性なら60未満、
  女性なら70未満ですか？　☐

合 計

49

精神面
次の質問は、あなたの心の状態に注目するものです。自分の生き方について考え、周囲の状況に対する精神的・情緒的反応を判断してください。どんな気分になりますか？　毎日の仕事や難題にどうアプローチしますか？　ここでも、自分の「はい」または「いいえ」を、友だちの客観的な意見と比べてください。答えに自信がない場合は、その質問からいったん離れて、後でもう一度戻りましょう。

ヴァータ	ピッタ	カパ
● 行動的ですか？ □	● 理屈っぽいですか？ □	● 記憶力はよいですか？ □
● 半端な時間に食べますか？ □	● 平均6～8時間、ぐっすり眠りますか？ □	● 無頓着ですか？ □
● 不安になりますか？ □		● だいたい穏やかですか？ □
	● 記憶力がよいですか？ □	● 論理的で落ち着いていますか？ □
● 生活が不規則ですか？ □	● 忙しいけれど、1日にいろんなことができますか？ □	● 眠りが深く、睡眠がたくさん必要ですか？ □
● 睡眠が妨げられますか？ □		
● かなり恐がりですか？ □	● 激しやすく怒りっぽくて、批判的になりがちですか？ □	● 欲が深い、または独占欲が強い傾向がありますか？ □
● 心配性ですか？ □		
● どんどん新しいことを思いついて、落ち着きがないですか？ □	● 几帳面で論理的ですか？ □	● いらいらしにくい性質たちですか？ □
● 短期記憶力はよいですか？ □	● 短気ですか？ □	● 気分はかなり安定していますか？ □
● ストレスに体が反応しますか？ □		
● 創造性がありますか？ □	● 知性を重んじますか？ □	
● 気が変わりやすいですか？ □	● 気持ちの変化はゆっくりですか？ □	

合 計	合 計	合 計

横書き右上:精神面

心のエネルギー

体質のタイプは、
記憶、感情、気性だけでなく、
創造性にも影響します。

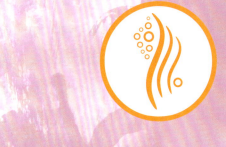

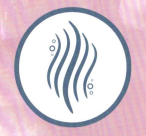

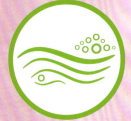

結果の判定

「はい」の数が最も多かったドーシャが、あなたの体質のタイプです。2つのタイプの「はい」が同じくらいの数なら、4つの混合型のうちの1つ（p.46を参照）ということになります。たとえば、「はい」がヴァータに30、ピッタに10、カパに2だった場合、あなたの体質はヴァータ型でしょう。ヴァータに20、ピッタに20、カパに4だった場合、ヴァータ・ピッタ型になります。

心の健康状態

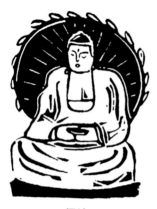

悟り
サトヴィックな心が最も純粋な状態です。
よい人生を送るには、
この悟りの境地に達することが必要です。

体質に3つのタイプ、つまり3つのドーシャがあるだけでなく、心にも3つの状態があります。サトヴィック、ラジャシック、タマシック、またはこの3つの混合型です。サトヴィックは最も気高く純粋な状態で、心は平静を保ちます。完全にサトヴィックになることは非常にまれですが、アーユルヴェーダは、すべての人をこの状態に近づけることを目指しています。瞑想を行い、分別のある道徳的な生活を送ることで、サトヴィックに近づくことができるのです。

3つの心の状態

サトヴィックな心を持った人は、よく食べ、よく眠り、前向きで、自信に満ちていて、丁重で、健康と幸福に対する意識が高く、善良で親切です。

その対極に位置するのがタマシックな心で、卑しく無知な心とされています。タマシックな人々は、非建設的で、要求するばかりで、うぬぼれが強く、わがままで、活力に欠けます。質のよくない食事をとり、健康と幸福に対する意識に乏しい人たちです。

ラジャシックな心は、情熱的でしばしば憤激します。ラジャシックな人は、感情の起伏が激しく、セックス、食べ物、運動、アルコール、仕事、娯楽など、何ごとにもふけりすぎるおそれがあります。

サトヴィックな状態に近づくには

心にラジャシックやタマシックな要素が多すぎると、動揺が生じて、サトヴィックな状態に到達するのが不可能になります。アーユルヴェーダのねらいは、あらゆるレベルの心と体と精神を浄化し、サトヴィックな状態に近づけることです。解毒療法、食事やライフスタイルのコントロール、ヨー

ガや瞑想などの実践によって、これを実現するのです。アーユルヴェーダの原理に従えば、人は悟りの境地に近づくことができます。

あなたの心の状態

人はだれしも、3つの心の特性——サトヴィック、ラジャシック、タマシック——をすべて持っていますが、この3つの特性は人によって異なり、一人ひとりのマナサ・プラクリティ（心の状態）と呼ばれるものを左右します。あなたの心はどうでしょう？　だれかほかの人に、一緒に考えてもらう必要があるでしょう。自分に対して、完璧に正直になるのは難しいかもしれませんから。

● 一般的にサトヴィックな人は、親切で情け深く、知的な学者タイプで、大胆で勇気があり、誠実です。

● ラジャシックな人は総じて短気で、自分勝手で、落ち着きがなく、移り気で、自尊心が強く、残酷で、怒ってばかりいて、ばかに幸せそうだったりします。いきすぎた性生活におぼれ、目的もなく旅をします。

● 同様にタマシックな人は、しばしば心配と不安に襲われ、知性に欠け、無知で、だまされやすく、無神経で、変化を拒み、怒りっぽく、無気力です。やたらと眠り、座ってばかりいる傾向があります。

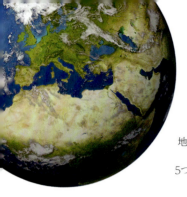

宇宙の成り立ち
地球も、そこに生息する動物も、
森羅万象の何もかもが
5つの元素から成り立っています。

五元素

空（空間）、風、火、水、そして地は、パンチャマハーブータとも呼ばれ、すべての物質にさまざまな割合で存在し、森羅万象のあらゆるものを構成しています。人間には五感の器官、つまり耳、皮膚、目、舌、鼻があり、それぞれが外部エネルギーの状態を知覚して、体内に吸収します。

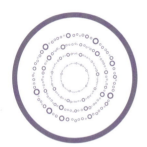

空（空間）
ヴァータが空（空間）を支配します。

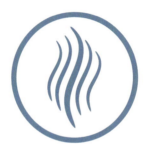

風
ヴァータが風を支配します。

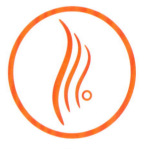

火
ピッタが火を支配します。

調和

五感が感知するエネルギーは五元素です。この五元素は、それぞれ互いに互いを生み出します。私たち自身も含めて、万物には五元素すべてが含まれているのです。健康な体の中では、五元素が調和して作用していますが、どれか1つでもバランスを失うと、他の元素すべてが変化を起こします。

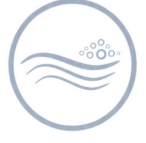

水
ピッタとカパが水を支配します。

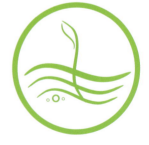

地
カパが地を支配します。

五元素

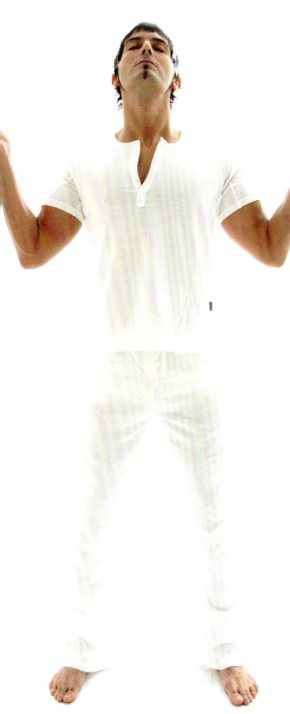

すべてのつながり
五元素と五感はすべて
互いに関係があります。

空（空間）
口、鼻孔、胸郭、腹腔、呼吸器官、
細胞、音と関係があります。

風
筋肉、肺と腸の働き、細胞の動き、
そして触覚に関係があります。

火
酵素の作用、知能、消化系、代謝、
視覚を刺激します。

水
血漿、血液、唾液、消化液、細胞質、
粘膜、味覚を支配します。

地
骨、爪、歯、筋肉、軟骨、腱、皮膚、
髪、鼻をコントロールします。

アンバランスの7段階

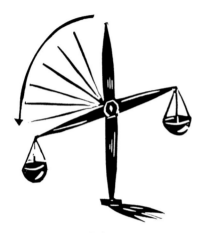

不釣合い
ストレスの多い生活を送っていると、
生来のバランスが崩れ、
その結果病気になります。

エネルギーがアンバランスになると、病気にかかります。3つのドーシャがアンバランスになるさまざまな原因については、すでにお話してきました。たとえば、過労、体の酷使、感覚の不適切な使い方、体内時計に逆らった働き方などによって、病気にかかりやすく治りにくい状態になってしまいます。

　人間は機械ではありません。心も体も精神も、最も望ましい健やかな状態であるためには、できるだけ良質の成分を与えられる必要があります。身を削るような忙しい生活を送り、好きになれない仕事をして、加工されたジャンクフードを食べ、リラックスするために喫煙や暴飲をして、不愉快な思いをしたり、いらいらしたり、あたふたと生きていると、体の機能がすべて混乱してしまいます。このアンバランスの現れ方には7段階あります。

1 ネガティブな影響によって、1つ以上のドーシャが増大して、他のドーシャのバランスを崩します。
2 その影響が続くと、ドーシャのアンバランスがひどくなります。この第2段階を悪化といいます。
3 ドーシャのアンバランスが、最初の場所から体中に広がります。この過程は拡散と呼ばれます。
4 影響を受けたドーシャが体中を動き回り、本来あるべきでない場所に定着してしまって、老廃物を蓄積させます。
5 その場所に、病気の軽い初期症状が現れます。
6 軽い症状が、重い病気になるおそれがあります。急にひどくなりますが、長くは続かないタイプの病気です。

7 原因（つまり外部の影響）に本気で取り組まないでいると、病気が慢性（長期的）になる場合があります。

アーユルヴェーダは何をするか

アーユルヴェーダの目的は、第4段階以前、つまり病気になる前に、問題に歯止めをかけることです。アーユルヴェーダのキーワードは「予防」なのです。外部の影響力をコントロールできていれば、体内にアンバランスは起きません。処置がうまくいけば、生命エネルギーのバランスと調和が回復し、元気と健康と活力を感じられます。

アーユルヴェーダの目的

アーユルヴェーダは世界最古のホリスティックな医学体系です。病気を治すことだけでなく、心身ともに健やかな状態を築くことを目的としています。

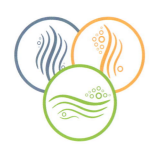

元素によるコントロール
各元素が体のさまざまな部分と働きを
コントロールしていますので、
アンバランスは特定のドーシャの
傾向を示します。

ドーシャと体
病気になったとき、アーユルヴェーダの医師は患部を侵しているドーシャ（エネルギー）を特定しなくてはなりません。ドーシャは目に見えませんが、その影響を観察することはできます。どのドーシャが優勢かで細胞の様子が変わるうえ、ドーシャによって影響しやすい体の領域が異なります。たとえば、過剰なヴァータはしばしば、皮膚、神経系、結腸、そして大小腸に現れます。ヴァータ・エネルギーに関係している領域だからです。

ヴァータの過剰
過剰なヴァータにとくに影響を受けるのは結腸です。ヴァータが過剰になると、鼓腸、便秘、消化不良、腰痛、乾燥肌、情緒障害、関節炎、血行不良などの症状が起こります。

ピッタの過剰
過剰なピッタによって、皮膚、代謝、小腸、目、肝臓、髪と頭が影響を受けますので、皮膚のトラブル、若はげ、下痢、排泄作用の不順などの症状が見られます。

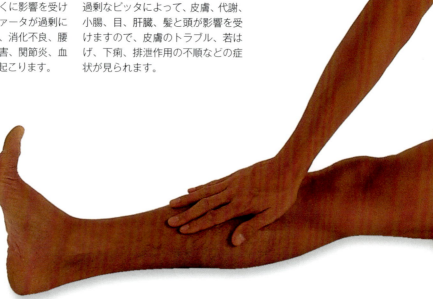

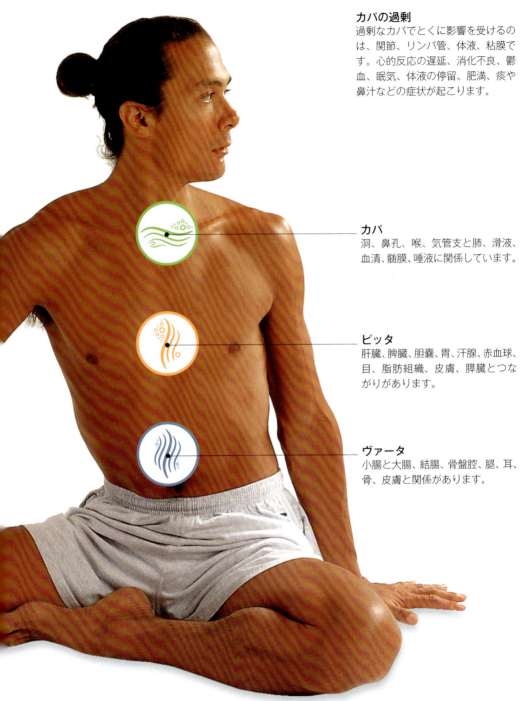

カパの過剰
過剰なカパでとくに影響を受けるのは、関節、リンパ管、体液、粘膜です。心的反応の遅延、消化不良、鬱血、眠気、体液の停留、肥満、痰や鼻汁などの症状が起こります。

カパ
洞、鼻孔、喉、気管支と肺、滑液、血清、髄膜、唾液に関係しています。

ピッタ
肝臓、脾臓、胆嚢、胃、汗腺、赤血球、目、脂肪組織、皮膚、膵臓とつながりがあります。

ヴァータ
小腸と大腸、結腸、骨盤腔、腿、耳、骨、皮膚と関係があります。

ダートゥ

ドーシャのアンバランスは、ダートゥと呼ばれる7つの体組織のアンバランスを引き起こします。ダートゥは、血漿（ラサ）、血液（ラクタ）、筋肉（マーンサ）、脂肪（メーダ）、骨（アスティー）、骨髄と神経（マッジャー）、生殖器官（シュクラ）の7つです。それぞれ互いにエネルギーを引き出し合っていますから、1つが乱れると、他の組織も病気になります。血漿の生成が妨害されると、血液の質に影響が及び、それが筋肉に影響する、といった具合です。

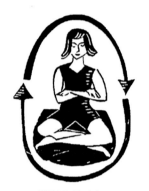

健康のサイクル
ダートゥはすべて、一連の作用によって
互いを支え、養っています。

ダートゥ	健康な状態	不健康な状態
ラサ	つやのある肌、バイタリティー、喜び、精神の集中	吐き気、虚弱、うつ、倦怠感
ラクタ	敏感、健康的な唇・足・爪	血管の炎症、膿瘍、出血異常、黄疸、発疹
マーンサ	体力、安定	無気力、不安
メーダ	柔軟性、正直、滑らかさ	不活発、無感覚、太りすぎ
アスティー	強い骨・歯・爪・関節、楽天的な性格	関節の硬直、抜け毛、歯の衰え
マッジャー	強い免疫機能、幸福感	骨と関節の痛み、疲労、めまい
シュクラ	性欲、多産、カリスマ性	セックスへの強迫観念、生理不順、不活発

ダートゥの働き方

　各組織にはそれぞれ独自の代謝作用（アグニ）があり、それが組織内の新陳代謝を決定しています。各組織は副生物も生成し、それは体内で使われるか、または排出されます。たとえば、月経はラサの副生物です。組織は3つのドーシャの支配も受けていますので、過剰なカパが血漿に影響して、生理が重くなる場合があります。

　ダートゥは、摂取される食べ物から、アグニの作用によってつくられます。アーユルヴェーダの教えによると、7つの主要な組織のどれか1つでもアンバランスになると、病気になります。

　ドーシャがバランスよく調和して働いているときは、消化と代謝の作用が効果的に行われます。ドーシャのどれか1つでもバランスを失うと、その作用が正しく働かないので、組織のどれかに病気が現れます。

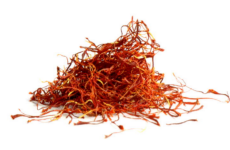

サフラン
この繊細なスパイスは生命エネルギーを
補給することがわかっていて、
アーユルヴェーダの薬として用いられます。

オージャス——生命エネルギー

7つのダートゥが一緒になって、オージャスと呼ばれる体内エネルギーをつくります。オージャスは、ダートゥからつくられる究極の生命エネルギーで、心臓のチャクラ（p.91を参照）にあります。古代アーユルヴェーダの教えでは、心臓には8滴のオージャスがあると言われています。ただし厳密に言うと、オージャスに形はなく、体と心に広がって全体に生気を与えているのです。オージャスが育まれていれば、私たちは生きることができますが、オージャスが壊されると死んでしまいます。体の特定の部分のオージャスが弱まると病気になり、再び強くなれば病気が治癒します。オージャスは免疫系の基盤となるエネルギーだと考える医師もいます。

病気の原因
西洋医学の医師には原因を特定できず、そのために治すことのできない症状がたくさんあります。アーユルヴェーダの医師は、そういう症状の原因はオージャスのレベル低下にあると考えています。例としては、クローン病、がん、エイズなどが挙げられます。

オージャスとテージャス
究極のエネルギーであるオージャスは、個人のエネルギーレベルを表すテージャスに変化します。テージャスが強いときは生命力が強く、スタミナもあります。テージャスのレベルが低いと、全身が弱くなり、病気にかかりやすくなります。

オージャスを高める

習慣的に瞑想を行い、感覚を刺激しすぎないようにしていると、オージャスがつくられます。オージャスを補充するのに役立つハーブや食べ物には、ミルク、サフラン、ギー（精製バター）、アスパラガスなどがあります。オージャスは怒り、不安、過度の悲しみ、心配、空腹、休息やリラックスの不足などによって低下するおそれがありますが、年とともに自然に減るものでもあります。

よい飲み物

コーヒーとアルコールはオージャスのレベルを低くし、アンバランスや、場合によっては病気の原因になることがあります。

よい食べ物

アスパラガス、ミルク、ギーなど、オージャスの栄養になると言われている食べ物があります。

生命力を高める

ヨーガなどの瞑想の習慣によって、体内のオージャスを増やすことができます。

オージャス——生命エネルギー

マラ

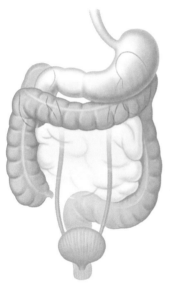

正常な排泄
マラの効率的な生成と排泄は、
健康にとって必要不可欠です。

マラとは、体の排泄器官がつくるもので、汗、尿、便があります。老廃物には、体の健全な作用にとって欠かせない、いくつかの効用があります。たとえば、発汗は浄化であり、体温を平常にするのを助けます。泌尿器官は毒素を取り除き（検尿は診断に役立ちます）、安定した便通は、腸の筋肉が正常に働く状態を保つのに不可欠です。

健康を維持する

アーユルヴェーダでは、老廃物の排泄が健康にとってきわめて重要とされています。マラは体内の3つの主要経路から排出され、それぞれ大切な役割を持っています。

泌尿器官（ムートラ、つまり尿を排泄する）は、腎臓と膀胱から老廃物を排泄します。電解質（血液中の帯電粒子のレベルを示す）の健全なバランスを保つのにも役立ちます。排尿の効率が悪いと、腹部のむくみ（膨満）、排尿時の灼熱感、炎症、膀胱と腎臓の感染症を引き起こすおそれがあります。

排便器官（シャクリットまたはプリーシャ、つまり大便を排泄する）は、大腸の先端から始まり、肛門で終わります。結腸からのミネラルの吸収もつかさどっています。地の元素が食べ物のかすを結腸で排泄できる形に変えますので、この過程はヴァータ・エネルギーによってコントロールされています。老廃物は、排泄されないと体に吸い戻されて、変形性関節炎、気管支炎、喘息、腰痛、頭痛、口臭、にきび、その他の「中毒」症状など、さまざまな病気につながります。

発汗器官（スウェーダ、つまり汗を排泄する）は、汗腺による汗の生成と排泄を行います。水分バランス、老廃液の除去、体温を

コントロールし、肌を滑らかにする働きもあります。汗をかくことができないと、乾燥肌や灼熱感の原因になり、必要不可欠な解毒が行われないおそれがあります。アーユルヴェーダでは、毒素を取り除き、さまざまな疾患を緩和するために「発汗療法」を行います。

アーマ

マラとは別種の消化器系の不用物に、アーマと呼ばれる有害な化学物質の蓄積があります。不健康な食事とライフスタイル、不十分な解毒と排泄、そして多大な毒素の摂取が原因です。体はアーマを排泄することはできません。アーマが蓄積すると、必ず病気にかかります。

アーユルヴェーダのアプローチ

体が健康であるためには、体のプラクリティ（バランスのとれた状態）をつくる3つのドーシャ間に、自然で調和のとれたバランスが必要です。健全な心が個々のドーシャのバランスを保ち、健全な精神がサットヴァ、ラジャス、タマスのバランスを保ちます。

アーユルヴェーダのパラダイムは、私たちが気品をもって、仲むつまじく、活動的に生きられるように、体と心と精神の相互作用を予測し、調和させ、高める方法を教えてくれます。

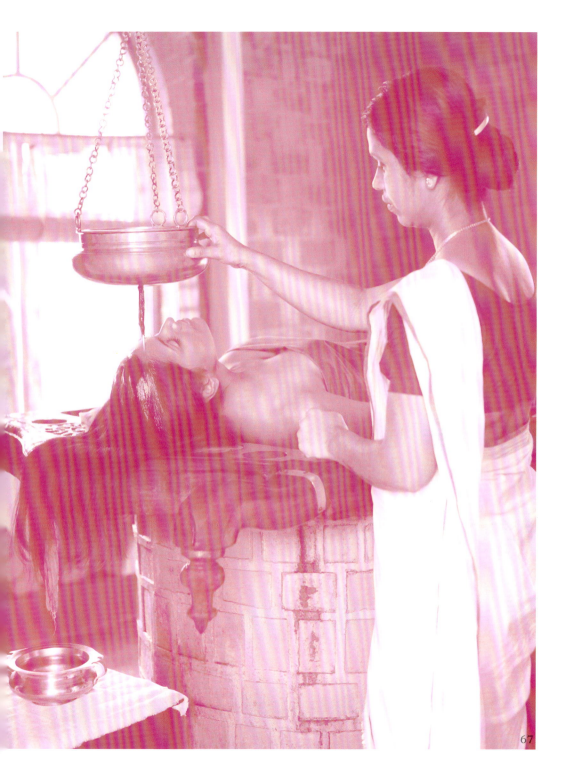

アーユルヴェーダの治療

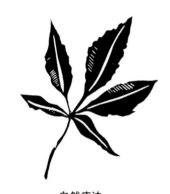

自然療法
アーユルヴェーダの薬や療法は、新鮮な天然の材料がベースになっています。

アーユルヴェーダの医師が施す治療には、主に4つの形があります。パンチャカルマ、薬、食事管理、そして規則的なライフスタイルです。アーユルヴェーダの傘下には多種多様の療法があり、そのうちの1つが施される場合もあれば、いくつか組み合わせて用いられる場合もあります。

パンチャカルマ

パンチャカルマという体内の解毒プログラム（p.72-75を参照）は、心身を浄化するのが目的です。ふつうはまず、発汗療浄化プログラム、プールヴァカルマが行われます。これらの療法は、アーユルヴェーダでは広く用いられています。

マッサージとオイル

アーユルヴェーダの医師は、さまざまな形のマッサージの訓練を受けています。日常的なセルフマッサージ（P.82～85）も大切です。症状によって、ドライマッサージもオイルマッサージも行われます。植物のオイルは、体、心、そして感情の作用に変化をもたらすために使われ、マッサージから浣腸まで、さまざまな方法で施されます。

マルマ療法

体のいたるところにプラーナ（生命エネルギー、p.81を参照）が流れるポイントがあり、心身の健やかな状態を維持しています。マルマ療法はこのポイントに働きかけるものですが、訓練を受けた医師だけが行うべき療法です（p.86-89を参照）。

ハーブ薬

アーユルヴェーダのハーブ療法、サマナでは、植物の薬効と精力増進効果を利用して、病気を治し、ドーシャのバランスをとります。処方にはさまざまな形があります（p.94-101を参照）。

若返り療法

　ラサーヤナと呼ばれるこの療法は、記憶力を高め、体の免疫系を強化する効果があります。全身のバイタリティーを高めるのにも役立ちます（p.102-105を参照）。

習 慣

　アーユルヴェーダでは、季節の習慣であるリトゥチャーリヤと、日々の習慣であるディナーチャーリヤが重要とされています。これを実践すると元気が出ます（p.132-141を参照）。

食 事

　アーユルヴェーダでは、心身ともに健やかであるためには、消化と食事がとても大切だとされていて、ドーシャのタイプによって食事法も異なります（p.150-189の食事とライフスタイルを参照）。

精神的治療

アーユルヴェーダは、体と心だけでなく精神も対象としていて、ヨーガ、瞑想、マントラなどの実践も網羅しています。

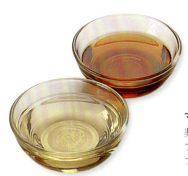

マッサージ
薬用オイルを使う
アーユルヴェーダのマッサージは、
プールヴァカルマ治療の一部です。

プールヴァカルマ

最も重要な浄化療法（p.72-75を参照）はパンチャカルマです。けれども、パンチャカルマ療法に向けて体を整えるために、患者のほぼ全員に施される最初の浄化治療は、プールヴァカルマです。プールヴァカルマには、オイルを用いたマッサージ（スネーハナ・カルマ）と発汗療法（スウェーダナ・カルマ）があります。マッサージは解毒作用を助けますので、アーユルヴェーダ治療のなかでもとくに重要です。

スネーハナ

この技法は、ハーブオイルを皮膚にすり込んで、毒素の排出を促します。ブレンドされたオイルを用いて、ストレス、不安、不眠、関節炎、血行不良など、特定の障害を治療するのです。うつ、不眠症、記憶障害のために、頭皮にもオイルをすり込みます。スネーハナでは、オイルバスに浸かることもあります。オイルの効能を吸収できるため、より効果的と考えられています。

スウェーダナ

発汗療法はオイル治療と併せて用いられることもありますが、別々の日に施されます。毛穴からの毒素排出を促すのに、スチームバスが使われます。オイル治療と併用することで、解毒作用がより効果的になります。発汗によってすべての毒素を排除するためには、何回か続けてスチームバスに入る必要があるでしょう。

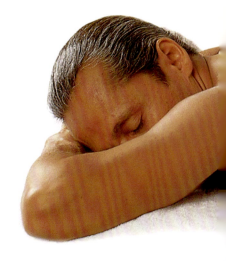

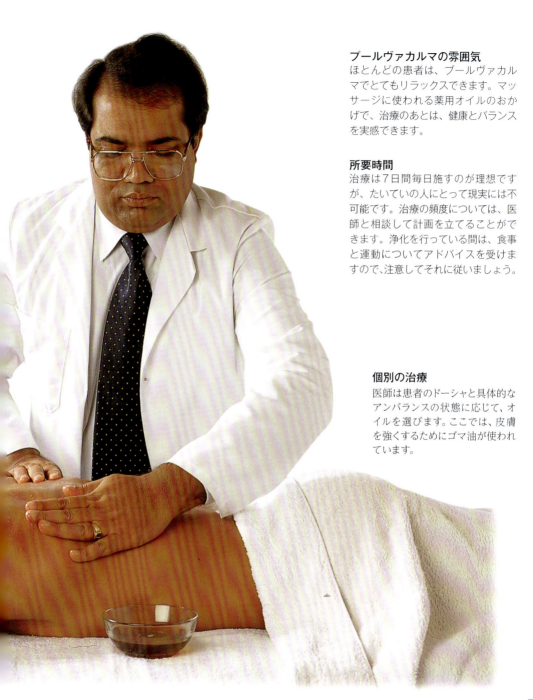

プールヴァカルマ

プールヴァカルマの雰囲気
ほとんどの患者は、プールヴァカルマでとてもリラックスできます。マッサージに使われる薬用オイルのおかげで、治療のあとは、健康とバランスを実感できます。

所要時間
治療は7日間毎日施すのが理想ですが、たいていの人にとって現実には不可能です。治療の頻度については、医師と相談して計画を立てることができます。浄化を行っている間は、食事と運動についてアドバイスを受けますので、注意してそれに従いましょう。

個別の治療
医師は患者のドーシャと具体的なアンバランスの状態に応じて、オイルを選びます。ここでは、皮膚を強くするためにゴマ油が使われています。

パンチャカルマの
5つの療法

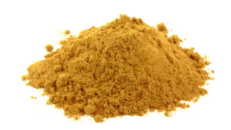

スパイス治療
ショウガやターメリックなど、
浄化作用に使われるスパイスはたくさんあります。

プールヴァカルマは、完全な解毒作用であるパンチャカルマのために、体の準備をするものです。パンチャカルマには5つのステップがありますが、5つすべてが施されることはまれです。普通は1つか2つだけを選んで行います。

ヴィレーチャナ

この浄化療法は、小腸から過剰なピッタ・ドーシャを排出するのに用いられます。通じをつける物質と穏やかな下剤の両方またはどちらか一方を服用して、ピッタを排出し、血液、肝臓、脾臓、小腸、汗腺を浄化します。ヴィレーチャナに使われるハーブには、センナ葉、アロエ・ヴェラ、タンポポ、アメリカオオバコの種などがあります。

バスティ

バスティ療法では、薬用オイルやハーブの浣腸剤、潅水、そして点眼薬を用いて、主に過剰なヴァータを減らします。ただし、ピッタやカパの障害にも効き目はあります。ヴァータは結腸、直腸、骨にあって、老廃物の排泄をコントロールしています。バスティは便秘、腰痛、関節炎、不安、頭痛、ウイルス性疾患などを治療します。

ラクタモクシャナ

瀉血を行うことで、血液、リンパ、組織から毒素と過剰なピッタを排出します。この療法は以前ほど用いられなくなっていて、代わりに、イエロー・ドック、アメリカヤエムグラ、ターメリックなどのハーブによる血液浄化が行われます。湿疹、にきび、熱、じんましん、痛風、黄疸、痔、陰部ヘルペスなどに効果があります。

ヴァマナ

　ハーブまたは塩を入れた液体を飲ませる催吐療法で、呼吸器の疾患やカタルを治療しますが、最近はあまり用いられません。

ナスヤ

　薬を点鼻して、耳、目、鼻、喉のカパの病気や、偏頭痛、神経痛など、さまざまな症状を治療します。ゴツ・コーラやショウガの粉末、ゴマ油、ミルク、ギーなどが使われます。妊娠中や月経中は避けましょう。

ナスヤ
ナスヤが正しく施されると、鼻の中が刺激され、頭が軽くなったように感じます。

パンチャカルマの5つの療法

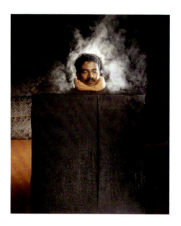

毛穴を開く
パンチャカルマ療法の準備として、患者は密閉式のスチームバスに入ります。

体の浄化

パンチャカルマという言葉には、「5つの活動」という意味があり、体から毒素を取り除くために、体そのものの自然なメカニズムを活気づける、アーユルヴェーダの浄化療法を指します。過剰なドーシャ・エネルギーを取り除き、病気を予防するためにドーシャを抑制する働きもあります。アーユルヴェーダはどんな人にも、季節の変わり目に浄化療法を受けて、前の季節に集積された過剰なエネルギーを取り除くことを提唱しています。

ショーダナ
ショーダナ、つまり「浄化」療法は、パンチャカルマとプールヴァカルマから成り立っています。この2つは、アーユルヴェーダ治療の主要な柱とされています。プールヴァカルマは、オイルマッサージと発汗によって、「迷子」のドーシャが定着している場所から自分の持ち場に戻るよう促します。そのあと、パンチャカルマによって取り除くことができます。

オイルの内服
アーユルヴェーダでは、パンチャカルマの前に、ギーなどの液体をたくさん飲むようにすすめます。

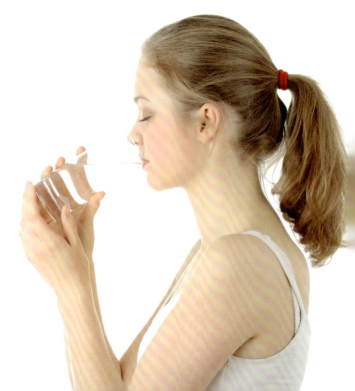

体の浄化

解毒
解毒作用を促し、ドーシャのバランスを保つとされている食べ物があります。

準備
プールヴァカルマでは、体の内側からと外側からオイル補給が行われます。内側からの補給のために、2日間、食事中のギーを増量します。外側からの補給は通常、適切なオイルを用いたマッサージ（p.80-81を参照）によって行います。「注油」は、ドーシャ・エネルギーの循環を促します。

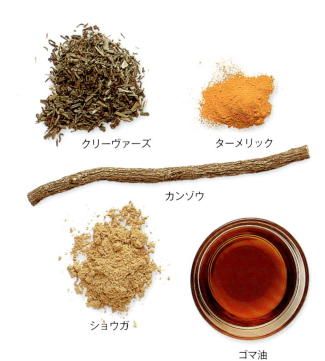

クリーヴァーズ / ターメリック / カンゾウ / ショウガ / ゴマ油

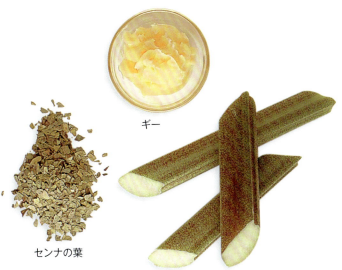

ギー / センナの葉 / ルバーブ

ハーブのスチームバス
ハーブを使ったスチームバスも、毛穴を開き、アーマ（毒素）を温めて液化し、組織から循環系に移動させますから、浄化の準備に役立ちます。こうした準備を終えた体はいつでも、パンチャカルマ治療の適切で効果的な解毒を受けることができます。

5つのステップ
ルバーブ、センナの葉、ギーなどは、体から毒素を排出し、過剰なドーシャ・エネルギーを取り除くのに使われる、自然素材です。

75

アーユルヴェーダのオイルマッサージ

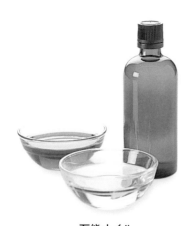

万能オイル
オイルマッサージはアーユルヴェーダ治療の重要な要素であり、家庭でもできます。

アーユルヴェーダのオイルマッサージは、最近西洋で流行しています。ハーブを使ったさまざまなオイルが、不眠症から麻痺まで幅広い症状を治すのに用いられます。老化の影響を最低限に抑えるとも言われています。アーユルヴェーダのマッサージには、アビヤンガ、ピッツィチリ、足圧マッサージ、ダーラーの4種類があります。

アビヤンガ

この全身マッサージは、心身の状態に応じて、さまざまなオイルを用います。もむ、たたく、こする、押す、揺らす、動かす、ひねるなどの動作を組み合わせてマッサージします。アビヤンガ・マッサージは、ハーブのスチームバスの前に行います。精神的なストレスだけでなく、全身の若返り、疲労、体の痛み、筋骨のトラブルに効果があります。

ピッツィチリ

オイルにひたした布から、体にオイルを絶え間なく滴らせて行うこのマッサージには、通常4人のマッサージ師が必要です。2人は布のオイルを患者の体に絞り出し、2人がマッサージを行うのです。ピッツィチリは、麻痺、運動神経障害、多発性硬化症、筋障害、リウマチなどに処方されます。

足圧マッサージ

この特殊なマッサージは、1人のマッサージ師が天井に取り付けたフックにぶらさがって足の裏でマッサージを行い、他のマッ

サージ師が患者にオイルを注ぎます。この
マッサージは、筋骨の痛み、慢性疲労症候群、
その他の神経障害に処方されます。

ダーラー

　オイル、バターミルク、牛乳、ココナッツ・
ウォーター、あるいはハーブの煎剤や薬用
オイルなどの液体を、体に注ぎます。心身
症におすすめの療法です。

マッサージの効能

習慣的なアーユルヴェーダのマッサージには
さまざまな効能があります。

● 神経を強くして、血行をよくする

● 消化系を整える

● 筋肉、骨、血管を強くする

● 老化の影響を軽減する

● 疲労を除く

● 視力を上げる

● 十分な睡眠を誘う

● 皮膚を強くする

● 顔の色つやをよくする

● 病気やけがへの抵抗力を高める

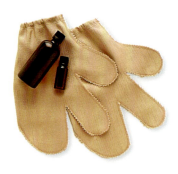

優しいタッチ
ローシルクの手袋を使って
体をマッサージすると、
血行と代謝が刺激されます。

マッサージ

マッサージは、体内のエネルギーの流れと毒素や老廃物の排出を促すのに最適で、アーユルヴェーダでは定期的に施すことをすすめています。皮膚をマッサージすることで血行を刺激し、リンパの流れを促進して、アーマ、つまり毒素の排出を加速します。植物オイルは皮膚にすり込まれると、体にとって直接の栄養源になります。

ドライマッサージ
ドライマッサージは、とくに関節組織、血行、代謝を強く刺激し、太りすぎの人の治療にとりわけ有効です。病み上がりの人や、治療中の人にもおすすめです。自分でドライマッサージをするときは、ローシルクの手袋を使いましょう。薬局かアーユルヴェーダの専門店で手に入ります。できれば朝一番に、4～5分だけマッサージします。それ以上はやらないこと。そのあと温かい風呂に入って、毒素と老廃物が体外に出るのを促します。

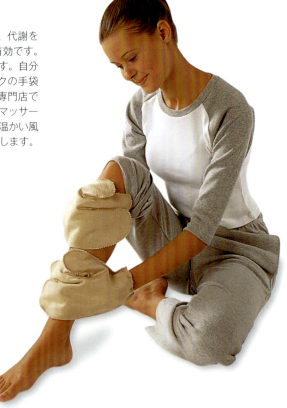

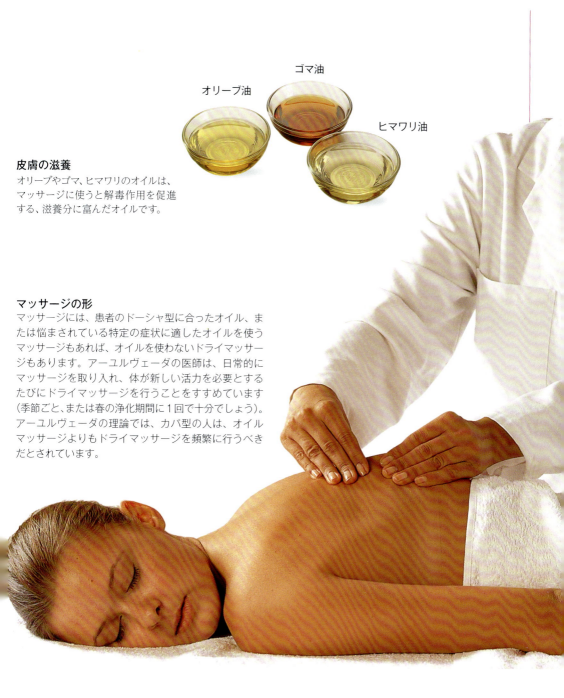

オリーブ油　ゴマ油　ヒマワリ油

皮膚の滋養
オリーブやゴマ、ヒマワリのオイルは、マッサージに使うと解毒作用を促進する、滋養分に富んだオイルです。

マッサージの形
マッサージには、患者のドーシャ型に合ったオイル、または悩まされている特定の症状に適したオイルを使うマッサージもあれば、オイルを使わないドライマッサージもあります。アーユルヴェーダの医師は、日常的にマッサージを取り入れ、体が新しい活力を必要とするたびにドライマッサージを行うことをすすめています（季節ごと、または春の浄化期間に1回で十分でしょう）。アーユルヴェーダの理論では、カパ型の人は、オイルマッサージよりもドライマッサージを頻繁に行うべきだとされています。

マッサージの方法

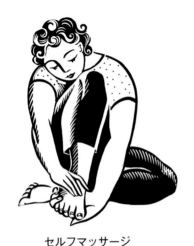

セルフマッサージ
ドーシャのタイプによって、
必要なセルフマッサージの頻度が決まります。

たいていのドーシャ型の人には、オイルマッサージを定期的に行うことをおすすめします。ヴァータ型の人は、朝の日課として毎日セルフマッサージをするのが望ましいですが、カパ型とピッタ型の人は、週に2回か3回にしてください。マッサージのあと15〜35分間はオイルを体につけたままにして、それから温かいハーブのスチームバスか熱い風呂に20〜40分入ります。風呂に入る目的は、オイルを洗い流すことだけではありません。発汗療法は解毒作用の重要な一部なのです。大量の老廃物が皮膚から排出され、発汗することで毛穴が開き、皮膚が滑らかに保たれます。

どんなオイルを使うか

ドーシャのタイプによって、おすすめのオイルが異なります。たとえば、ヴァータ型の人に最適のオイルは、低温圧搾で作られた良質のゴマ油。皮膚を強くし、菌の感染や太陽の有害な影響から守ります。皮膚に炎症が起きた場合は、オリーブ油かスイートアーモンド油で代用してください。精製バター（ギー）を使うこともできます。オイルは必ず人肌に温めてから使いましょう。使えるオイルはほかにもいろいろありますが、次に挙げるものは、毎日のマッサージに最適のオイルです。

ヴァータ型は、ゴマ、オリーブ、アーモンド、麦芽、カスターなど、穏やかなオイルを選びましょう。

ピッタ型は、ココナッツ、サンダルウッド、パンプキンシード、アーモンド、ヒマワリなど、冷却効果のあるオイルを選びましょう。

カパ型は、マスタード、コーン、ベニバナなど、温熱効果のあるオイルを選びましょう。

エネルギーの助長

　アーユルヴェーダによると、プラーナ（生命エネルギー）の流れを制限するような、不自然な姿勢の人がたくさんいます。全身マッサージは、プラーナが流れるマルマ・ポイントを確実に特定するのに役立ちます（p.86-89を参照）。マッサージの前に、緊張をほぐしてリラックスするため、数秒間静かに横になり、深呼吸をしましょう。

　入浴のあと、しばらく横になるようにしましょう。2、3時間はカフェインなどの刺激物を避け、安静を保つようにします。運動はしないで、極端な寒さを避けましょう。マッサージによって繊細で温和な気持ちになりますから、その静けさを壊したくないはずです。

マッサージのあと

オイルはとても滑りやすいことを忘れないでください。風呂に出入りするときは気をつけましょう。カーペットや寝具にしみをつけないように、コットンのソックスをはくことをおすすめします。

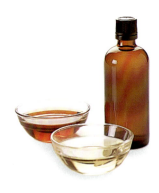

天然オイル
皮膚を健康な状態にするために、
マッサージには天然のオイルを選びましょう。

10分間セルフマッサージ

アーユルヴェーダの全身マッサージはアビヤンガと呼ばれ、77ページに挙げたさまざまな治癒効果とは別に、体に栄養と活力を与えます。治癒効果のあるマッサージは自分でもとても簡単にできますし、10～15分の軽いマッサージで十分です。毎日のマッサージでエネルギーを体中に巡らせると、活力とバランスを実感できます。毒素が低レベルに保たれ、全身の健康が促進されるのです。

準 備
低いスツールか床に温かいタオルを敷いて、その上にすわります。浴室など、どんな部屋を使うにしても、必ず暖かくしてすきま風が入らないようにしましょう。温めたオイルを全身に塗り、吸収されるまで数分間待ってから、セルフマッサージを始めます。

マッサージの手順
1 手のひらの付け根を、上へ下へと優しく円を描くように動かします。1つの動きを3回繰り返し、オイルを肌になじませます。

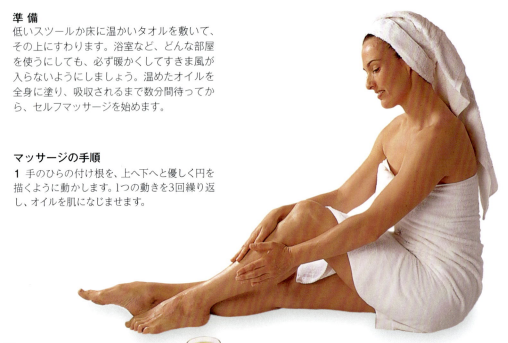

10分間セルフマッサージ

2 体の下の方へ下りていくようにマッサージしましょう。頭のてっぺんから始めて、足の先で終わりにします。

3 足にはたくさんのツボがありますから、親指で小さな円を描くようにして、慎重かつしっかりとマッサージしなくてはなりません。足指を1本ずつ優しく「引っ張り」、付け根から先へとマッサージしてください。マッサージは10分間続けましょう。やりたければもう少し時間をかけてもかまいません。

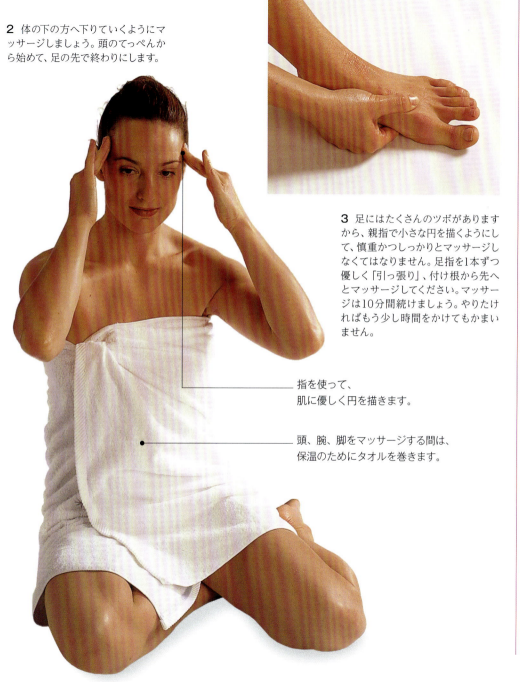

指を使って、
肌に優しく円を描きます。

頭、腕、脚をマッサージする間は、
保温のためにタオルを巻きます。

体のためのセルフマッサージ

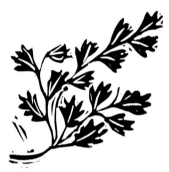

シンプルな治療
優しい手の動きと滑らかなオイルで、
自然に健康を増進し、
幸福な生活を実現できます。

アーユルヴェーダのセルフマッサージは、体全体に効果がありますから、あらゆる部分にオイルをつけてマッサージすることが大切です。高齢の人や、循環系の病気を患っている人は、マッサージをする前にかかりつけの医師に相談してください。アーユルヴェーダでは、月経が始まって3日間はマッサージをやめるようにすすめています。妊娠中のマッサージは問題ありませんが、オイルは慎重に選んでください。アロマセラピーについての一般書にはたいてい、避けるべきオイルが示されています。冷たいオイルよりは温かいオイルのほうがずっと気持ちよいうえ、穏やかに肌にしみ込みます。

マッサージの手順

82ページの指示に従って準備しましょう。頭皮のマッサージをするときは、髪を洗うときのように、指先を使います。髪の生え際から始めて、頭の両サイドを首までマッサージします。耳の端と耳たぶを揉んでから、額に移ります。指をこめかみに向かって外へと動かします。こめかみは、小さな円を描くようにマッサージします。

頬とあご、それに鼻の上をマッサージして、首と喉に移ります。そのあと手を肩甲骨に置いて、髪の根元に向かってなで上げます。

先に右腕、次に左腕を、しっかりと上下に手を動かし、関節は円を描くようにしてマッサージします。手指を1本ずつつかんで、爪に向かってさすります。

胸は優しく円を描くようにマッサージします。女性の場合、乳房の周囲を胸骨にそって上下にさすります。腹部は時計回りに円を描いてマッサージします。あまり力を入れずに、螺旋状の円を描きましょう。次に立ち上がって、背中と尻を、手のひらを上

下に動かしてマッサージします。性器は優しくマッサージしますが、会陰と肛門の間はとくに注意しましょう。

　脚は腕と同じように、まず右、次に左をマッサージします。膝と足首の関節は円を描くようにします。

　足は、爪先から足首に向かってさすってから、逆に爪先に向かってさすります。足裏は親指を使って、小さく螺旋を描くように、踵から爪先に向かってマッサージします。足指を1本ずつきつく握り、指と指の間もマッサージします。

注　意

皮膚、循環器、または免疫系に問題のある人は、セルフマッサージを始める前に、医師の診察を受けてください。

マルマ・ポイント

マルマ・ポイントはそれぞれ異なるドーシャと関連があり、病気の症状を緩和するのに利用することができます。右の写真では、緑がヴァータ、オレンジがピッタ、青がカパを示しています。

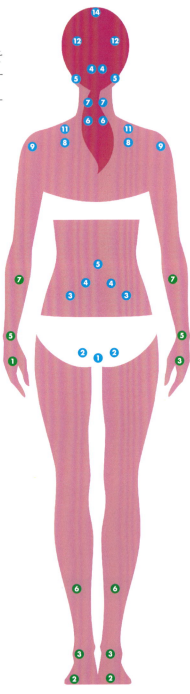

背面のマルマ

腕
1 手首の損傷、炎症、指関節の硬直
3 手首の損傷、炎症、指関節の硬直
5 手首の損傷、炎症、精神面のトラブル
7 肘の硬直、肝臓・脾臓・膵臓の障害
11 首や肩の痛み、手のしびれ、指の硬直

脚
2 足の痛み、脚の損傷、偏平足
3 足首の損傷、むくみ、関節炎
6 こむら返り、静脈瘤

背部
1 痔、直腸脱、便秘
2 股関節炎、股関節の損傷
3 座骨神経痛、脚の痛みやこむら返り、股関節炎
4 座骨関節障害、腰椎の痛み、座骨神経痛、生殖器障害
5 腰痛、背中のこり
6 循環器障害、肩や首の痛み、頭痛
7 首のこり、首の損傷、頭痛
8 肩の痛みや損傷、肩甲骨周囲の筋肉痙攣
9 手の麻痺、しびれ、弱り

頭と首
4 首のこり、頭痛、首の損傷、どもり
5 ふらつき、めまい、聴覚障害、耳の炎症
12 頭痛、ひきつけ、てんかん、記憶喪失
14 頭痛、偏頭痛、記憶喪失、エネルギー不足

前面のマルマ

腕
2 手首の損傷、炎症、指関節の硬直、心臓疾患
4 手首の損傷、炎症、指関節の硬直
6 テニス肘、肘の硬直
8 上腕の筋肉痙攣
9 手への血行不足、筋肉痙攣
10 手への血行不足、筋肉痙攣

脚
1 足と脚への血行不足、しびれ、足の損傷
4 足首と足の損傷、関節炎、むくみ
5 足首のトラブル、関節炎、生殖器障害
7 膝の損傷、関節炎、むくみ
8 こむら返り
9 腿の痛みと痙攣、血行不足
10 脚への血行不足、脚の痙攣
11 不妊、便秘、ヘルニア、月経のトラブル

胴体
1 前立腺障害、膀胱炎、生殖器障害
2 便秘、下痢、疝痛、消化不良
3 心臓疾患、血圧・血行のトラブル
4 乳腺炎、乳房の痛み
5 乳腺炎、乳房のむくみ
6 肩の痙攣、損傷、呼吸のトラブル
7 気管支炎、喘息、呼吸障害、パニック発作

頭と首
1 頭痛、発話障害、麻痺
2 どもり、麻痺、喉の痛み、甲状腺障害
3 首のこり、発話のトラブル、喉の感染症
6 嗅覚喪失、カタル、鼻炎、鼻ポリープ
7 三叉神経痛、頭痛、顔面麻痺
8 偏頭痛、めまい、聴覚喪失、記憶喪失
9 偏頭痛、めまい、聴覚喪失
10 偏頭痛、頭痛、めまい
11 嗅覚喪失、カタル、脳下垂体障害
13 副鼻腔炎、前頭部痛
15 不安やうつ

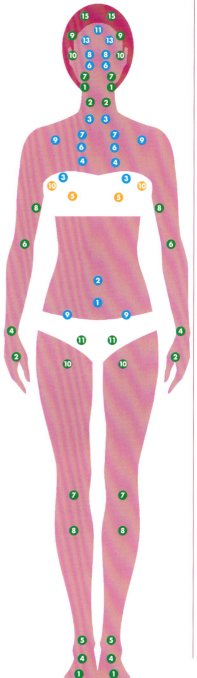

マルマ・ポイント

87

マルマ

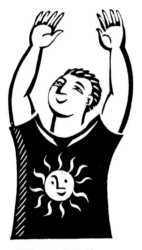

流れるエネルギー
マルマ・ポイントの刺激はチャクラに影響し、体内のエネルギーのスムーズな流れを助けます。

健康であるためには、自然の生命エネルギーが体内の経路をスムーズに流れられなくてはなりません。プラーナと呼ばれるこの生命エネルギーは、体が傷ついたとき、長い間よくない姿勢をとっていたとき、情緒的閉塞状態やトラウマを経験したとき、そして全身のプラーナの流れに影響するような病気や疾患にかかったとき、流れを妨げられ、よどんでしまいます。

マルマ・ポイントとは

マルマ・ポイントとは、筋肉、静脈、動脈、腱、そして骨が交わる場所です。ヴァータとピッタとカパ、またはサットヴァとラジャスとタマスの合流点、あるいは永遠性と相対性の出会う場所と考えることができます。人の体と心と精神にとって、非常に重要なポイントなのです。

アーユルヴェーダは、大マルマと小マルマを列挙しています。大マルマはチャクラ（p.90-93を参照）に対応し、小マルマは胴、手足、頭にあります。マルマ・ポイントは生命力が宿るツボですから、非常にデリケートです。マーンサ・マルマは傷つきやすい筋肉、シラー・マルマは傷つきやすい静脈、アスティー・マルマは骨の傷つきやすいポイント、そしてサンディー・マルマは関節の傷つきやすいポイントです。

マルマは107個あり、そのうち頭と心臓と膀胱にあるものを含めた12個が非常に重要です。この12個が傷つくと、体に深刻な害が及ぶおそれがあり、命さえ落としかねません。だからこそマルマ療法は、もっぱら経験豊富な医師から受けることが重要です（右の囲みを参照）。

マルマ・ポイントを利用する

　マルマ療法ではポイントに圧力を加えますが、針を使う場合と使わない場合があります。どちらにしても、それで肉体とチャクラとドーシャに変化を起こすのです。その目的は、体の器官や組織を刺激することです。マルマは中国のはり治療のツボに似ていますが、マルマのほうが大きく、見つけやすいものが多いのが特徴です。

　マルマは全4巻ある主要なヴェーダの1冊に論じられていて、アーユルヴェーダの古典であるスシュルタ・サンヒターに詳述されています。マルマ療法のことが記されている書物が中国に伝わって、中国のはり治療が開発されたとも考えられます。

注　意

マルマ療法は、公式に認められた大学の学位を持ち、マルマの専門家の下で何年も経験を積んだ、資格のあるアーユルヴェーダ医師だけが実践するべきものです。マルマ療法は病気治療に効果がありますが、一歩間違うと大変危険で、命にかかわることもあります。

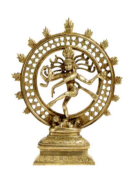

精神的エネルギー
チャクラに働きかけるには、
精神的な師の指導が必要です。

チャクラ

チャクラは、脊髄に沿った体の中心線上にあるエネルギーの中心です。チャクラは7つあり、大マルマ（p.86-89を参照）と関係しています。大マルマはチャクラが生むエネルギーを受け取っているのです。7つのチャクラは、人間の体の状態や、心理的・情緒的・精神的発達に影響を及ぼします。

チャクラのイメージ
チャクラは、背骨の底部から頭の上へと体を貫く道筋をつくる、蓮の花としてイメージされています。人が精神性と悟りへの道を行くとき、クンダリニーと呼ばれるエネルギーが、一番下のチャクラから一番上のチャクラまで昇っていきます。

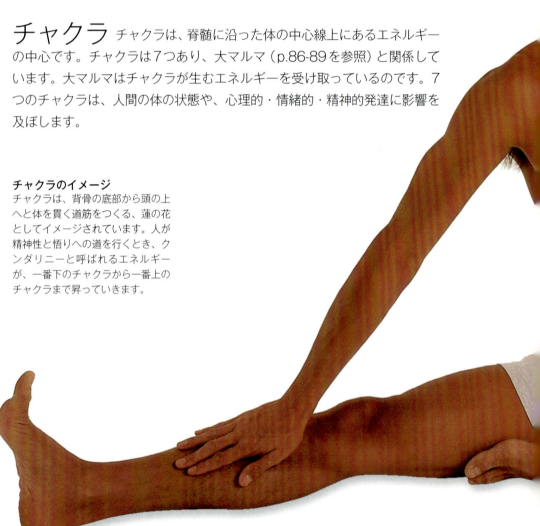

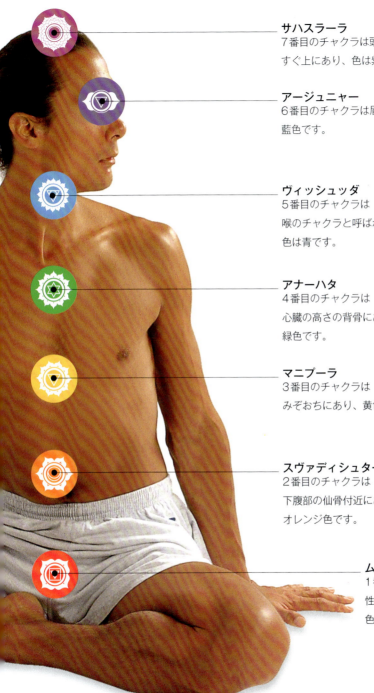

チャクラ

サハスラーラ
7番目のチャクラは頭頂部の
すぐ上にあり、色は紫です。

アージュニャー
6番目のチャクラは眉間にあり、
藍色です。

ヴィッシュッダ
5番目のチャクラは
喉のチャクラと呼ばれていて、
色は青です。

アナーハタ
4番目のチャクラは
心臓の高さの背骨にあり、
緑色です。

マニプーラ
3番目のチャクラは
みぞおちにあり、黄色です。

スヴァディシュターナ
2番目のチャクラは
下腹部の仙骨付近にあり、
オレンジ色です。

ムーラーダーラ
1番下のチャクラは
性器と肛門の間にあり、
色は赤です。

チャクラへの働きかけ

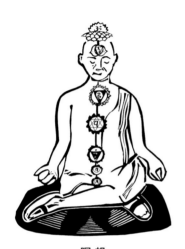

瞑想
習慣的な瞑想は、
エネルギーを上方のチャクラへと
引き上げるのに役立ちます。

精神修養

　信頼できるアーユルヴェーダの医師なら、チャクラの開放は非常に時間のかかる漸進的変化の過程であり、精神的に熟達した指導者のもとでなければ実践してはならない、と説明するでしょう。チャクラを開放しよう、つまりチャクラから障害を取り除こうという発想は危険をはらんでいて、深刻な心のトラブルにつながるおそれがあることを、認識しておかなくてはなりません。

　けれども、医師と一緒にヨーガか瞑想、またはその両方を用いて、マルマ・ポイントに関係する特定のチャクラに集中する努力をすることはできます。つまり体、心、精神のテクニックを使って、クンダリニー・エネルギーを、詰まって停滞しているポイントから動かすことができるのです。この場合の目標は、精神的悟りに向かう意識作用において上方のチャクラへと昇ることではなく、体の中でエネルギーが動いていない部位に精神を集中することです。

色のイメージ

　7つのチャクラに関する知識は、遮られたエネルギーを体の一部分から動かそうとするとき役に立ちます。各チャクラは異な

　西洋の科学者によって、チャクラが脳や免疫系の伝達経路に対応していることが確認され、西洋的な考え方の健康の専門家にも、エネルギーのバランスをとって健康を増進するのに、チャクラを開くテクニックを提案している人がたくさんいます。

　この強力なエネルギーの中心が開けていると、心身ともに健やかになって至福の状態が実現する、と考えられているのです。

チャクラへの働きかけ

る体の部位に関係していて、独自の色を持っています（p.91 を参照）。瞑想している間、該当するチャクラの色をイメージし、注意を集中することで、その部位に関するトラブルに対処することができます。ただしこれを実践しても、深遠な喜びや幸福が得られるとは期待できませんし、得ようとしてはいけません。

アーユルヴェーダにおけるチャクラ

チャクラ療法そのものは、アーユルヴェーダ医学の一部ではありませんが、精神プログラムの一部になりえます。さらに、7つのチャクラの位置を知ることは、体や心の病気を精神的に癒す助けになります。しかしアーユルヴェーダの医師は、精神的な師の指導がなければチャクラへの働きかけをしないようにすすめています。

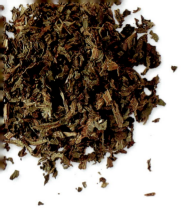

コンフリー
コンフリーは一般的に使われるハーブで、ピッタ型の人によく処方されます。

ハーブ療法

アーユルヴェーダのハーブ処方はサマナと呼ばれ、ドーシャのアンバランスを正すハーブが処方されます。これがアグニ（消化の火、または代謝）を刺激し、ドーシャ間のバランスを回復するのです。ハーブは病気を根絶するために処方されるのではありません。病気はドーシャがアンバランスになっていることの表れに過ぎないからです。アーユルヴェーダには、長い間正しくハーブ薬を用いてきた伝統があります。サマナに従って、ミネラルなどの天然物質が処方される場合もありますが、その用法は、アーユルヴェーダが治療している部位によって決まります。

治療のプロセス
治療は通常、3〜6カ月かかります。ハーブ療法を一時中断して体を休めてから、また再開する場合もあります。アヌパナとは、「運ぶ物質」という意味のサンスクリット語で、アーユルヴェーダのハーブ治療では重要な役割を果たします。治療の前に摂取したアヌパナは、ハーブ薬が体内の正しい場所に運ばれるよう促します。アヌパナとしてよく用いられるのは、蜂蜜、ギー、白湯、ミルクです。

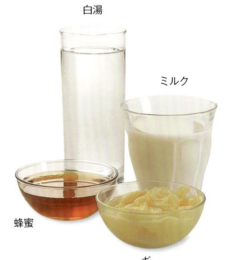

白湯
ミルク
蜂蜜
ギー

ハーブの作用
ハーブは、血液を浄化する、便通や消化を助ける、回虫を追い出す、血液凝固を促す、骨折を治す、食欲を増進する、熱を下げる、毒素を減らす、トリドーシャのバランスをとる、3つのドーシャを増加または低減する、心臓を強くする、など体にさまざまな影響を及ぼします。

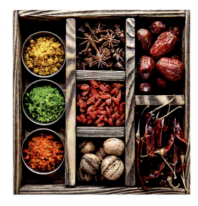

オーダーメードの薬
アーユルヴェーダのハーブ薬には何百種類という薬があり、その中から患者の体質と症状に合ったものが選び出されます。

ハーブ療法

どのハーブか
どんなアーユルヴェーダのハーブを処方するときも、事前に病歴をすべて調べるのが普通です。

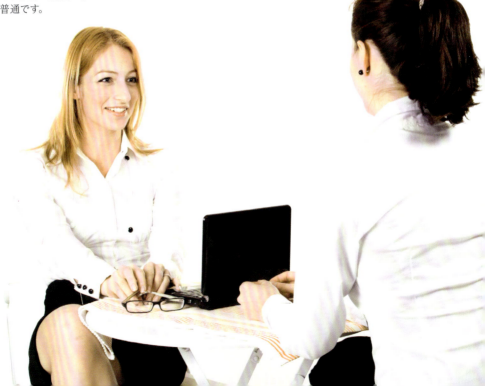

ハーブ治療

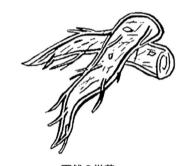

天然の滋養
ハーブは薬効だけでなく、
栄養のために処方されることもあります。

解毒（p.70-75を参照）のあと、医師はドーシャのバランスを正すために、ハーブかミネラルの治療薬を処方する場合があります。ハーブ薬はふつう、水薬か乾燥ハーブの形で処方されますが、粉薬や錠剤のこともあります。

ハーブの組み合わせ

相乗効果を出すために、ハーブはよく組み合わせて服用されます。組み合わせることで、それぞれの効能の和よりも大きい力を発揮するハーブが多いのです。体質のタイプやアンバランスなドーシャは、ハーブの選択肢を決める大きな要因です。植物の特性や味（p.158-161を参照）、そして生長する時期など、ほかにもたくさんの要因があります。材料はあらかじめ準備されていますが、患者それぞれに異なる調合薬が処方されるのです。材料はそれぞれ、ドーシャのレベルを減じる、または高める効力によって、分類されています。

ハーブの特性

多くの場合、植物全体がアーユルヴェーダ治療に使われますが、一部しか使われないものもあります。すべての植物には、ラサ（味）とグナ（性質）があります。

どの植物も、6つの基本的な味──甘味、酸味、塩味、辛味、苦味、渋味（p.160を参照）のどれか1つ以上を持っています。グナ（性質）は、宇宙の万物は相反するものからできているという考えから生まれた、示差的な特徴です。熱と冷、硬と軟、油と乾燥、軽と重、鈍と鋭、微細と粗、滑と荒、静と動、濁と純、固と液の20のグナがあります。

これらの特性は、物質、思考、そして概念とも結びつくと考えられ、ドーシャに関係しています。特定のグナを特徴とする物質が、全身のドーシャの影響力を増したり減らしたりすることがあります。

アーユルヴェーダの医師は薬を処方する前に、ハーブそのものの特性をすべて考慮し

ます。たとえば、ヴァータを強めるハーブ
の味、つまりラサは辛味と酸味と塩味です。
そして性質、つまりグナは軽い、乾燥、冷
たいが当てはまり、この種のドーシャのア
ンバランスに適しています。

ドーシャに向くハーブ

ヴァータ型に最適のハーブには、ゴツ・コーラと
チョウセンニンジンがあります。ピッタ型に向く
ハーブには、アロエ・ヴェラ、コンフリー、サフ
ランなどがあります。カパ型の人には、オオグル
マと蜂蜜がよく効きます。蜂蜜はアーユルヴェー
ダでは治療用に使われます(p.166-171も参照)

アーユルヴェーダのハーブ

ハーブは何千年もの間、アーユルヴェーダの営みの中心的役割を果たしてきました。ハーブが処方されるときは必ず、食事や運動、ライフスタイル全般についてのアドバイスも受けます。ラサ、つまり味がエネルギーを生み出し、それがハーブの効能となってドーシャのバランスを促すのです。アーユルヴェーダでとくによく使われるハーブの中には、アロエ・ヴェラ、キャラウェー、黒コショウ、シナモンなど、西洋でも手に入って使われているものがたくさんあります。これらの有益なハーブの特性と、主な用途を紹介しましょう。

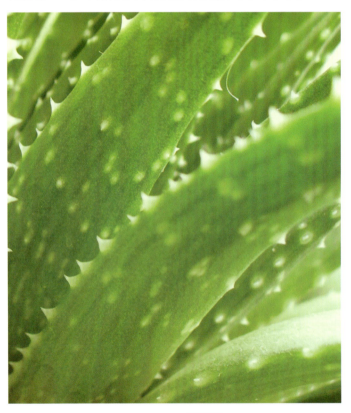

万能薬
アロエ・ヴェラはアーユルヴェーダ医学でよく用いられ、3つのドーシャをすべて落ち着かせます。

アロエ・ヴェラ

特性——殺菌性、苦味、抗ウイルス性、冷却作用、甘味。渋味が合って優れた血液浄化剤であるアロエ・ヴェラは、3つのドーシャすべてを落ち着かせ、とくにピッタのレベルを下げます（ピッタの発疹と潰瘍を鎮めます）。

薬用部分——葉、ゲル、抽出液

効能——甲状腺、脳下垂体、卵巣の障害。炎症を抑え、筋肉の痙攣を鎮め、血液をきれいにして、肝臓を浄化します。やけど、すり傷、日焼け、外傷を治すには、直接肌につけます。

黒コショウ

特性──温熱効果、乾燥。辛味と苦味があり、過剰なカパのバランスをよくします。

薬用部分──実と油

効能──血漿と血液、神経系、脾臓、循環系を刺激し、脂肪を減らし、慢性消化不良、結腸の毒素、洞の鬱血を治します。

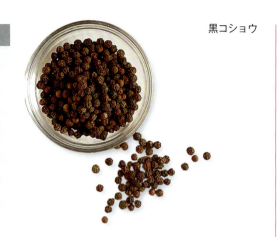

黒コショウ

キャラウェー

特性──殺菌性、抗ウイルス性、温熱効果。辛味、加熱や乾燥の作用があり、興奮剤として知られています。

薬用部分──種

効能──消化不良を緩和し、疝痛、鼓腸、毒素や体液の蓄積を低減します。ヴァータとカパを減らし、ピッタを増やします。カパのたまった粘液をきれいにして、ヴァータの感情をなだめ、消化に使われる筋肉の痛みと生理痛を鎮めます。

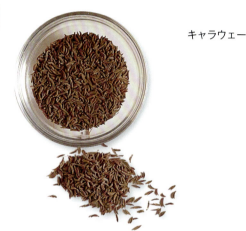

キャラウェー

シナモン

特性──殺菌性、温熱効果、辛味、甘味、渋味、刺激性と加熱作用。抗痙攣剤、媚薬、鎮痛剤、利尿薬として効果があります。抗バクテリア性と抗菌性があり、歯肉炎、カンジダ病、その他の酵母菌感染症の治療に使われます。

薬用部分──樹皮、葉

効能──消化不良、呼吸器疾患、腸内感染症。かいせんやシラミの駆除にも使えます。

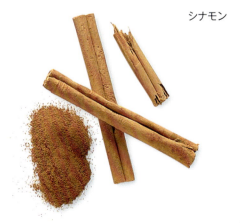

シナモン

アーユルヴェーダのハーブ

アーユルヴェーダのハーブの使い方

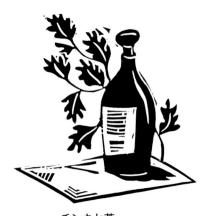

チンキと茶
アーユルヴェーダではさまざまな形で
ハーブが処方されます。

アーユルヴェーダの調合薬に使われるハーブの多くは、エキス、錠剤、粉末、ペースト、そして濃縮液という形で薬として販売されます（ホメオパシーと同様です）。ハーブ薬は、時とともに効能が強まるミネラル薬と違って、時が経つにつれて効果が薄れますから、新しいものを服用しなくてはなりません。

チンキ

アーユルヴェーダ治療で処方される、最も一般的な内服薬のタイプはチンキです。ハーブの特性を抽出して保存するために、花、葉、または根をアルコールに浸して作られます。

浸剤と煎剤

浸剤の場合、熱湯1カップに小さじ1の乾燥ハーブを入れ、ハーブを「お茶」にします。10～15分浸してから、こして飲みます。浸剤はチンキほど濃度が高くありませんから、自宅で手軽にハーブを服用できます。浸剤と同様、煎剤は根、樹皮、実、種など硬い材料から作ります。浸剤と同じ分量の水とハーブを鍋に入れ、沸騰させて10分間煮出してから、こして飲みます。

錠剤とクリーム

アーユルヴェーダの錠剤とカプセルは、処方薬と同じように服用します。軟膏やクリームは外用です。有効成分が皮膚の毛穴を通して血流に入ります。

座剤と潅水

こういう薬が処方されることもあります。座剤はそのまま注入できます。潅水は浸剤または煎剤を冷まして作られるものです。

オイル

植物から作られるアーユルヴェーダのオイルはたくさんあります。マッサージや浣腸など、さまざまな方法で用いられます。

マルチハーブの調合薬

ハーブを組み合わせた調合薬は、よくあるトラブルを解決するのに使われます。

- トリファラ・チュールナは、最も一般的なアーユルヴェーダ薬の１つで、便秘や３つのドーシャのバランスをとるのに用いられます。

- ヨガラージ・グッグルは、リウマチと変形性関節炎に効果があります。

- アヴィパッティカー・チュールナは、胸やけやピッタをなだめるのに効き目があります。

- カンチャー・グッグルは、リンパ腺の炎症や甲状腺腫の治療に使われます。

- ファル・グリトは、男性にも女性にも不妊治療薬として一般的に使われています。

アーユルヴェーダのハーブの使い方

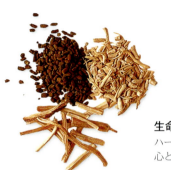

生命のハーブ
ハーブとスパイスを正しく使えば、
心と体と精神を若返らせることができます。

再生

ドーシャの回復と安定化には、浄化に続いて再生が必要です。再生、つまり若返り（サンスクリット語でラサーヤナ）は、心と体と精神を以前の自然に調和した状態に戻して、予防できる病気を防ぎ、避けられない病気の影響を最低限に抑えることを目的としたものです。チャラカ・サンヒターには、薬を使うものと使わないもの、2種類のラサーヤナが記されています。

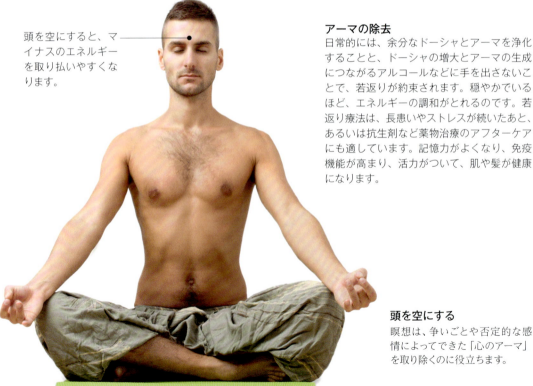

頭を空にすると、マイナスのエネルギーを取り払いやすくなります。

アーマの除去
日常的には、余分なドーシャとアーマを浄化することと、ドーシャの増大とアーマの生成につながるアルコールなどに手を出さないことで、若返りが約束されます。穏やかでいるほど、エネルギーの調和がとれるのです。若返り療法は、長患いやストレスが続いたあと、あるいは抗生剤など薬物治療のアフターケアにも適しています。記憶力がよくなり、免疫機能が高まり、活力がついて、肌や髪が健康になります。

頭を空にする
瞑想は、争いごとや否定的な感情によってできた「心のアーマ」を取り除くのに役立ちます。

ハーブ治療

アーユルヴェーダの医師は若返りのために、さまざまなハーブその他の治療法を使います。使われるハーブには、ヴァータの状態を改善するアシュワガンダ、ピッタのためのシャタヴァリー、カパのためのピッパリなどがあります。アシュワガンダは苦味と渋味があり、強壮剤、鎮静剤、催淫剤の働きをします。不安、不眠、リビドー低下、筋肉の弱り、慢性疲労、老化などのトラブルに処方されます。シャタヴァリーは下痢、腎臓や肝臓の障害などを改善するために使われたり、卵巣、子宮内膜、卵管の強壮剤になります。7つのダートゥはすべて、シャタヴァリーの特性に影響を受けます。ピッパリは温熱効果と甘味があり、肝臓のトラブル、慢性消化不良、肥満、喘息、関節炎、食欲不振の治療に使われます。

再生

命のドリンク

若返りのためにすすめられるハーブは、お茶として飲めるものがたくさんあります。

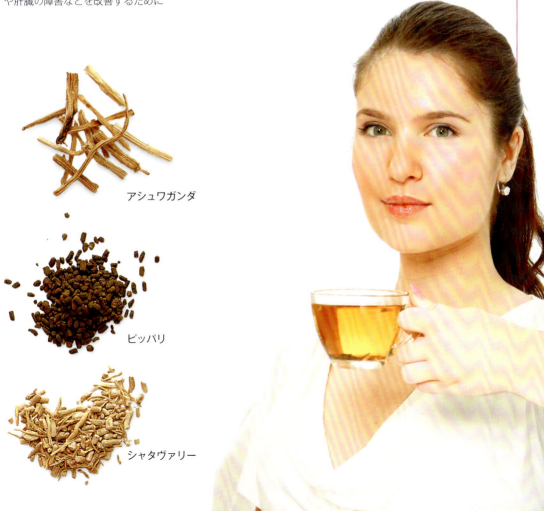

アシュワガンダ

ピッパリ

シャタヴァリー

若返りプログラム

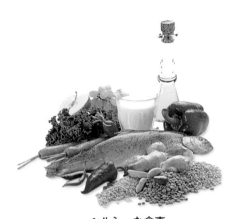

ヘルシーな食事
アーユルヴェーダの医師にとって、
患者の栄養状態は
最適の治療法の決め手になります。

ラサーヤナ、つまり若返り療法は、アーユルヴェーダの8分野の1つです（p.18-19を参照）。若返りはアーユルヴェーダの古典でも重要視されていて、医師は患者の年齢、一人ひとりの体質、適応力、感覚器官の状態、消化能力に応じて、適したラサーヤナの薬剤を選びます。さまざまなラサーヤナ薬（主にハーブ）が、栄養状態を改善したり、消化能力や代謝作用を高めるために使われるのです。

健康のために

メドゥヤ・ラサーヤナは、とくに知力、記憶力、意志力を高めるために使われる、ラサーヤナ薬です。ナイミティカ・ラサーヤナは、何か病気にかかっているとき、精力をつけるために処方される薬です。

アーチャーラ・ラサーヤナと呼ばれる、薬を使わない若返り法もあります。これはサダチャーラ、つまりよい行いを実践すると、若返り効果が表れるというもので、精神性のために時間を割くこと、怒り、嫉妬、羨望、不親切な行動を避けること、自然の衝動を抑えないこと、そして瞑想を実践すること、などがサダチャーラとして挙げられます。

すべてを快く

ラサーヤナを自宅で行ういちばんよい方法は、「快さ」というキーワードを覚えておくことです。「快い」ことを考え、性質も生き方も快くあること。調和を促すような話し方、穏やかで思いやりにあふれる態度、シンプルな日常生活、生命と自然を尊重する穏やかな意識、といったことが大切です。

健康によい運動

　エクササイズにしろ自然な活動にしろ、運動はアーユルヴェーダにとっても再生にとっても重要です。人に新しい活力を与え、心と体のバランスと調和に向かって働くのを助けるからです。次ページのトリドーシャのエクササイズは、再生に欠かせない要素です。

運動を避けるべきとき

　アーユルヴェーダでは、ひどく弱ってやせ衰えている人には、運動はよくないとされています。お腹いっぱい食べたあとや、熱っぽいときもよくありません。心臓病、結核、喘息、めまいがある人も、運動を避けるべきです。ヴァータ型の人は、定期的に適度なエクササイズをやるべきですが、できればヨーガにして、エアロビクスは避けましょう。

年をとるにつれて

アーユルヴェーダの若返りは、年をとるにつれて精神の成長が妨げられることのないように、心身の活力維持を助けるものです。

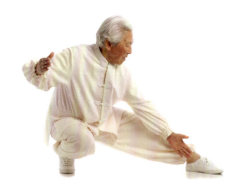

適度の運動
太極拳はヴァータ型に向く
エクササイズですが、
適度なストレッチングは
すべてのドーシャのためになります。

トリドーシャのための運動

トリドーシャの運動は、再生(p.102-105を参照)にとって重要なだけではありません。ヴァータ、ピッタ、カパのバランスを保つのにも役立ちます。ヨーガも心身にとってとくに大切なエクササイズですが、ドーシャのバランスをとるためにできる運動はほかにもあります。

各体質に適した運動		
ヴァータ	**ピッタ**	**カパ**
●ヨーガ	●ヨーガ	●ヨーガ
●ダンス（たとえばバレー）	●スキー	●テニス
●ウォーキング	●ウォーキング、ジョギング	●サッカー
●ハイキング	●セーリング、水泳	●ランニング
●太極拳	●乗馬	●エアロビクス
●サイクリング	●ハイキング、登山	●ボート

積極的な休息
リラクゼーションと呼吸は、
ヨーガのきわめて重要な要素で、
すべてのドーシャのためになります。

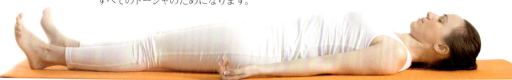

つねにアクティブに
カパ型にはランニングが最適ですが、ピッタ型にはゆっくりのジョギングが向いています。

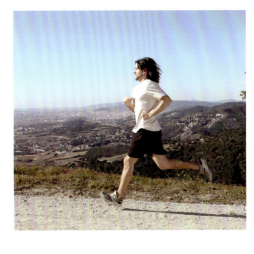

トリドーシャのための運動

一般的な原則
毎日の適度な運動は3つのドーシャすべてにおすすめです。カパ型の人だけは、精力的に時間をかけて毎日トレーニングをする必要があります。ほかの型（とくにヴァータ型）の人は、適度な運動だけにしましょう。ピッタ型は暑い季節や真っ昼間を避けて、ほどよい運動をします。ヴァータ型の人には、過度な運動は危険かもしれません。激しい運動をすることにした場合は、ハタヨーガ、太極拳、気功のような、何らかのエネルギー・ワークを必ず補うようにしましょう。エネルギー・ワークは、ヴァータのサブドーシャ5つすべてがそれぞれの領域に留まり、効果的に協力し合うよう促します。このような運動が正しく行われれば、体内におけるプラーナのスムーズな流れが刺激され、生命エネルギーであるオージャス（p.62-63を参照）の生成が高まって、免疫機能や回復力の発達が促されます。

107

ヨーガ

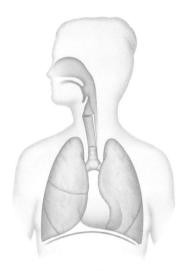

命の呼吸
ヨーガは、深い呼吸と体内における
プラーナの自然な流れを促します。

ヨーガはトリドーシャにとって非常に重要な運動です。習慣的に実践すると、バイタリティーとバランスが得られます。ヨーガという言葉には、「統合」あるいは「一致」という意味があり、「一緒になる」という意味のユグというサンスクリット語が語源になっています。精神的な観点からいうと、個人の意識と宇宙の意識との結合を意味します。実際的なレベルでは、ヨーガは体と心と感情を調和させる手段であり、自分の中に静かな空間を見つけるための道具です。体内にある生来の生命力を利用するヨーガは、その生命力をうまく活かし、役立て、導く方法を示すために、動き、呼吸、ポーズ、リラクセーション、瞑想を用います。ヨーガによって、健康的でバランスのとれた生き方を確立できるのです。

ポーズの種類

ヨーガのエクササイズは、アーサナと呼ばれるポーズから成り立っていて、体を伸ばしたり、曲げたり、ひねったり、ほぐしたりします。各ポーズには、特定の治療効果があります。ヨーガのポーズは、立ち、逆さ、ひねり、後屈、前屈、側屈の6つに分かれます。

- 立ちのポーズは、筋肉、循環、呼吸、消化、生殖、内分泌、そして神経の組織を高めます。
- 逆さのポーズは、内分泌系と代謝のバランスをとり、思考力を高め、内臓に新しい活力を与えます。
- ひねりのポーズは、消化を助け、背中の痛みを和らげ、肋間（肋骨の間の筋肉）の呼吸を増進します。

- 後屈のポーズは、深呼吸を促して助けます。
- 前屈のポーズは、血行を促し、消化を助け、高ぶった感情を静めます。
- 側屈のポーズは、肝臓、腎臓、胃、結腸など、体の主要な器官を刺激します。

　リラクセーションと呼吸法は、古くから伝えられる重要なヨーガの要素で、意識を高め、前に行った運動の効果を発揮させるためのものです。ヨーガを行うのに最適なのは、朝一番か午後遅い時間です。1回に10分から15分やってください。ヨーガを行うときは、決して呼吸を止めてはいけません。

呼吸とリラックス

ヨーガのポーズをとっているときは、呼吸に注意を集中し、雑念を払い、続けるのが苦痛または困難になったら止めましょう。

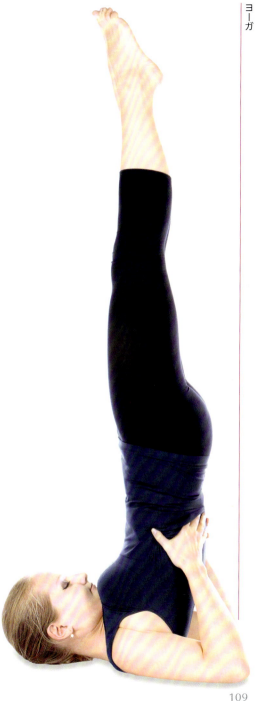

太陽礼拝のポーズ

自宅で試すのにいちばんよいヨーガのエクササイズは、太陽礼拝のポーズ（スーリヤ・ナマスカーラ）です。全身をほぐし、活動を促す一連の美しい動きです。毎日の日課として、朝一番に実践しましょう。1回の流れが終わったらリラックスして、もう1回繰り返しましょう。

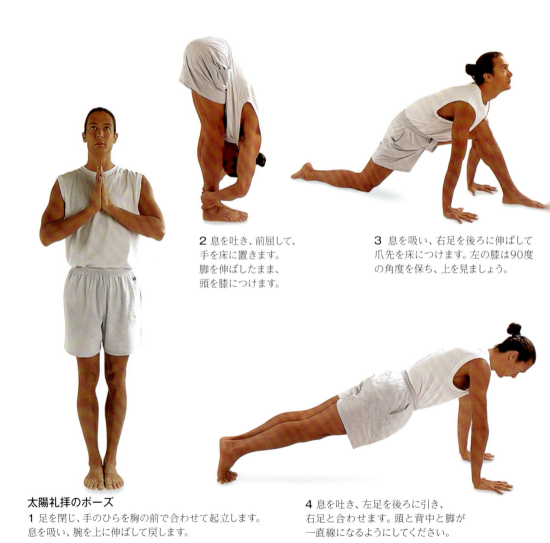

太陽礼拝のポーズ
1 足を閉じ、手のひらを胸の前で合わせて起立します。息を吸い、腕を上に伸ばして戻します。

2 息を吐き、前屈して、手を床に置きます。脚を伸ばしたまま、頭を膝につけます。

3 息を吸い、右足を後ろに伸ばして爪先を床につけます。左の膝は90度の角度を保ち、上を見ましょう。

4 息を吐き、左足を後ろに引き、右足と合わせます。頭と背中と脚が一直線になるようにしてください。

太陽礼拝のポーズ

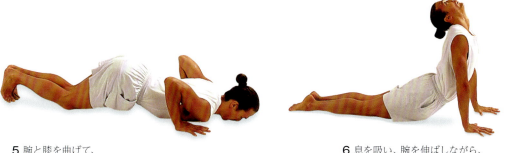

5 腕と膝を曲げて、
爪先、膝、胸、手、額を床につけます。

6 息を吸い、腕を伸ばしながら、
脚を床につけたままで後ろにそります。

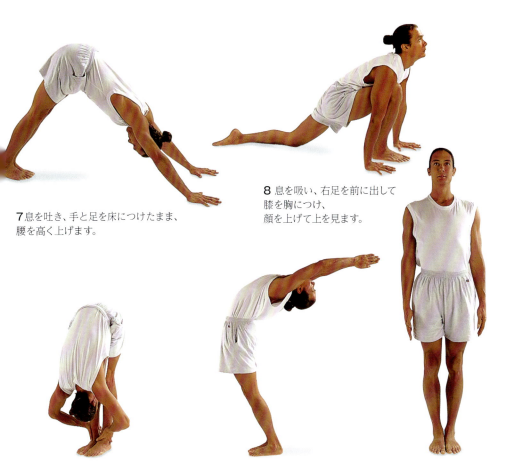

7 息を吐き、手と足を床につけたまま、
腰を高く上げます。

8 息を吸い、右足を前に出して
膝を胸につけ、
顔を上げて上を見ます。

9 息を吐き、左足を右足に引き付け、
頭を膝につけて脚を伸ばします。

10 息を吸い、立ち上がって腕を
頭の上に上げ、後ろにそります。

11 息を吐き、まっすぐ立って両手
を体側に下ろします。

ヨーガのエクササイズ１

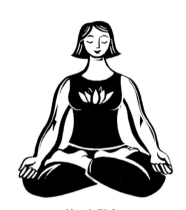

統一と融合
ヨーガの究極の目標は、
個人の魂を宇宙の永遠の生気につなげることです。

ヨーガのポーズは、体の柔軟性を高めるためだけのものではありません。マルマ・ポイントとチャクラに堆積している、よどんだエネルギーと不純物を解放して移動させてやるのです。アーサナは、心身におけるエネルギーのよどみない流れを促し、クンダリニー・エネルギーを上方のチャクラへと引き上げます。ヨーガのエクササイズは、空腹のときに床の上で行います。眼鏡、コンタクトレンズ、アクセサリーをはずし、軽くてゆったりした服を着ましょう。

エネルギーの障害物を取り除く

始める前に、体のあらゆる部位にたまっている緊張を取り除くことが大切です。筋肉を優しく伸ばし、関節をほぐし、深呼吸を促す動きは次のとおりです。それぞれの動きを止めて３数えますが、上達するにつれて、だんだんに時間を増やしましょう。

立ってストレッチ

足を閉じて、まっすぐ立ちます。息を吸って、腕を上げ、頭の上に伸ばします。
背伸びをして止まります。息を吐いて、腕を両脇に下げます。これを２回繰り返しましょう。

脇のストレッチ

腕を脇につけて、まっすぐ立ちます。足は肩幅に開きます。息を吸って、右腕を脇から離して、手のひらを左に向けて頭の上に伸ばします。息を吐いて、左に体を曲げます。

ひねる

足を１メートル開いて、まっすぐ立ちます。息を吸って、腕を肩の高さまで上げます。息を吐いて、腕を右に回転させます。左手

を右肩に引き寄せます。右手に神経を集中しながら腰から上をひねり、痛くないところで止め、その姿勢で息を吸います。息を吐いて、元に戻します。

同じことを反対向きで繰り返したあと、腕を脇に下げてリラックスします。

しゃがむ

足を腰の幅に開いて、まっすぐ立ちます。腕を前に肩の高さまで上げます。膝を曲げて、かかとを地面につけたままで、しゃがみます。

アーサナ

アーサナという言葉は、「気持ちのよい姿勢をとる」という意味です。ヨーガは心身をリラックスさせるのです。

ヨーガのエクササイズ 1

ヨーガのエクササイズ

次のアーサナは、体と心と精神の調和を促します。体の左側を使って行うことはすべて右側でも繰り返し、必ずバランスのとれたストレッチをしなくてはなりません。ヨーガのインストラクターかアーユルヴェーダの専門家に、自分の体質に適したポーズを訊いてみましょう。

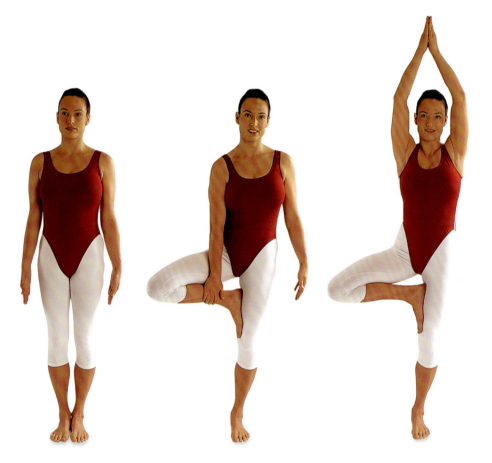

木のポーズ

1 両足首をつけ、手を脇におろして、まっすぐ立ちます。肩の力を抜き、まっすぐ前を見ましょう。

2 右足の爪先が下を、右膝が外を向くように、右足の踵を左の腿の内側に押し当てます。

3 両手のひらを合わせて、腕を頭の上に伸ばします。その姿勢を30秒間保ってから、力を抜きます。

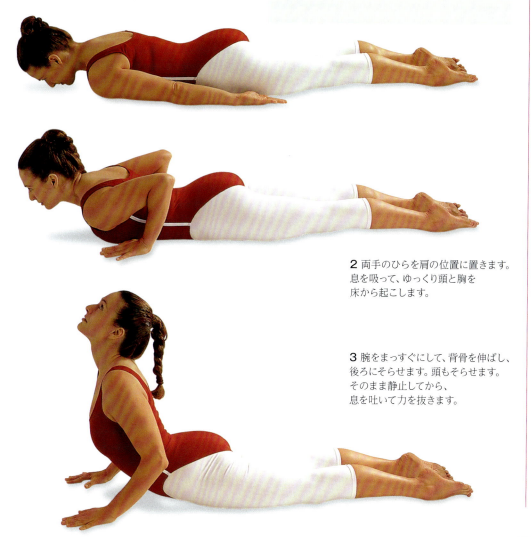

ヨーガの効果

コブラのポーズは、ヴァータ型の人の便秘、不眠、脊髄の循環や月経のトラブルに効果があります。ピッタ型の人は、腎臓と周囲の器官や副腎を刺激され、高血圧が緩和されます。カパ型の人は便秘と喘息がよくなります。木のポーズはバランスに役立ち、意欲を高めます。

コブラのポーズ

1 脚から爪先までまっすぐにして、うつぶせに寝ます。あごを床につけます。

2 両手のひらを肩の位置に置きます。息を吸って、ゆっくり頭と胸を床から起こします。

3 腕をまっすぐにして、背骨を伸ばし、後ろにそらせます。頭もそらせます。そのまま静止してから、息を吐いて力を抜きます。

ヨーガのエクササイズ2

次に紹介するポーズ、つまりアーサナのほとんどは、ごく一般的で、たいていのヨーガ教室で教えられています。ポーズについて疑問があったら、質問してデモンストレーションを頼みましょう。たいていの人には、週に1度ヨーガ教室に通って、専門家からテクニックを教わることをおすすめします。そうすれば、いつでもどこでも好きなときに実践することができます。

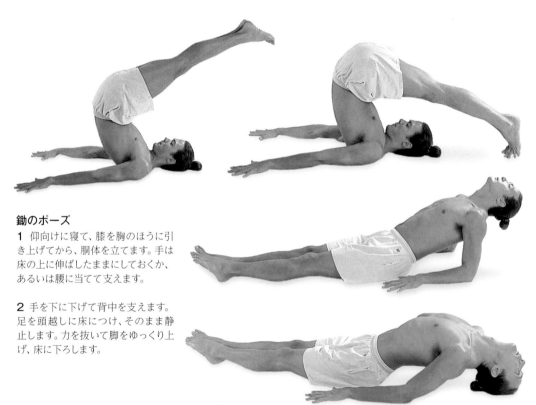

鋤のポーズ

1 仰向けに寝て、膝を胸のほうに引き上げてから、胴体を立てます。手は床の上に伸ばしたままにしておくか、あるいは腰に当てて支えます。

2 手を下に下げて背中を支えます。足を頭越しに床につけ、そのまま静止します。力を抜いて脚をゆっくり上げ、床に下ろします。

魚のポーズ

1 仰向けに寝ます。肘を胸郭の脇のあたりについて、下腕は床に平らに伸ばします。

2 肘に体重をかけ、頭を持ち上げて、頭頂部を優しく床につけます。肩甲骨を寄せて、そのまま静止してから力を抜きます。

安全第一
鋤のポーズや肩立ちのポーズをするときは、二つ折りにした毛布を床に敷いてください。肩と腕が毛布の上に、頭は床の上になるように、横になります。これで胴が頭より高くなって、首にかかる力が減ります。

ポーズをとっているとき、またはポーズをとろうとするときや体を元に戻そうとするときに、頭を動かさないこと。首や背中に問題がある人は、まず医師に相談しましょう。

ヨーガのエクササイズ2

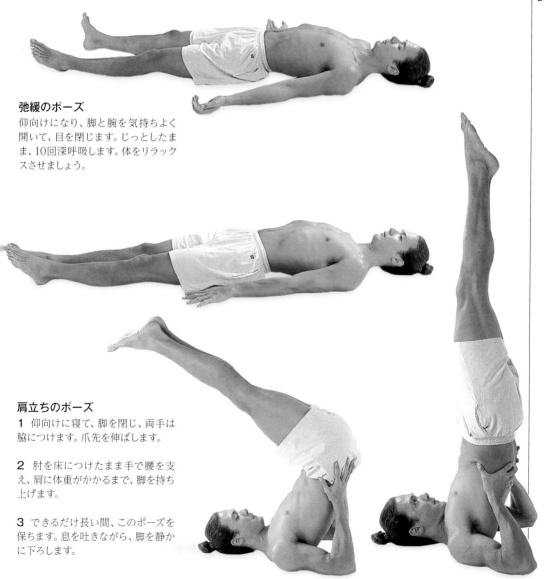

弛緩のポーズ
仰向けになり、脚と腕を気持ちよく開いて、目を閉じます。じっとしたまま、10回深呼吸します。体をリラックスさせましょう。

肩立ちのポーズ
1 仰向けに寝て、脚を閉じ、両手は脇につけます。爪先を伸ばします。

2 肘を床につけたまま手で腰を支え、肩に体重がかかるまで、脚を持ち上げます。

3 できるだけ長い間、このポーズを保ちます。息を吐きながら、脚を静かに下ろします。

プラーナーヤーマ

「正しい」呼吸は、ヨーガにとってもアーユルヴェーダ哲学にとっても重要な要素で、プラーナーヤーマと呼ばれています。プラーナーヤーマは、呼吸の科学と訳せるサンスクリット語です。プラーナは「生命力」、ヤーマは「制御」を意味します。十分にしっかりと呼吸しなければ、人は健康になれません。血液を浄化し、老廃物を燃やすためにたくさんの酸素が必要ですし、浅い呼吸は多くの場合、不安や心の苦悩の表れなのです。

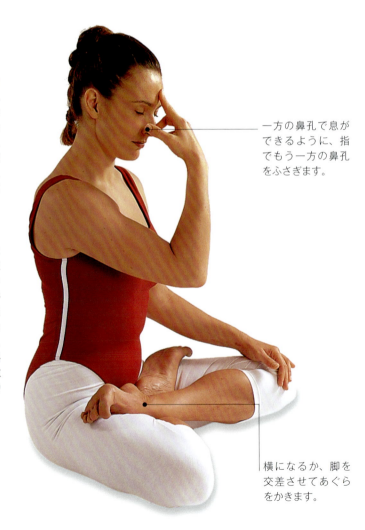

酸素の必要性
何世紀もの間に、人は正しく呼吸する技を失ってしまいました。ほとんどの人は、肺活量の10分の1しか使っていません。ストレスだらけの多忙な生活を送る現代人にとって、危険な状況になりつつあります。酸素が不足すると、疲労、集中力不足、頭痛、その他さまざまなトラブルに悩まされるのです。

生命力をコントロール
アーユルヴェーダでは、プラーナは生命力であり、呼吸の背後にあるパワーとエネルギーです。呼吸をコントロールできるようになると、豊かな生命エネルギーの母体にアクセスできるのです。正しいリズムでゆっくりと深く呼吸できるようになり、このリズミカルなパターンが代謝系を強め、神経系をなだめ、渇望や欲望を軽減し、心を解き放ち、集中力を高めます。

一方の鼻孔で息ができるように、指でもう一方の鼻孔をふさぎます。

横になるか、脚を交差させてあぐらをかきます。

プラーナーヤーマ

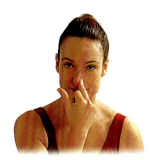

カパの呼吸
カパ型の人は、左の鼻孔をふさいで右で息を吸い、指を離して左から吐き出します。

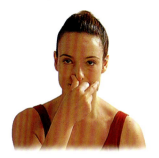

ピッタの呼吸
ピッタ型の人は、左の鼻孔から吸って右から吐き出す、を繰り返します。

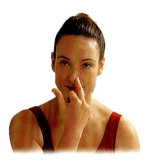

ヴァータの呼吸
ヴァータ型の人は、左右の鼻孔で交互に呼吸します。片方をふさいで、もう片方から吸い、ふさいでいた方から吐き出します。次に、今吐き出したほうの鼻孔から吸って、反対から吐き出します。

ドーシャのバランス
最近の研究で、ヨーガの呼吸法は、喘息、湿疹、高血圧、糖尿病などの病気に効果があることがわかっています。心身内の3つのドーシャをバランスよくするために、優勢なドーシャに応じたプラーナーヤーマのやり方があります。

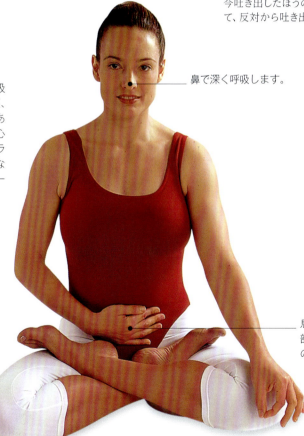

鼻で深く呼吸します。

息をすると腹部が上下するのを感じます。

プラーナーヤーマの練習

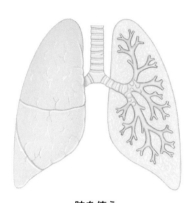

肺を使う
たいていの人は肺活量の10分の1しか使っていません。正しく呼吸することで、病気を防ぎ、健康を増進できます。

アーユルヴェーダの教えでは、プラーナーヤーマの呼吸法は、人間の性質の相反する側面を調和させると考えられています。右の鼻孔は、活動的で理性的な側面につながっていて、一方の左の鼻孔は、消極的で感情的な側面につながりがあります。交互鼻呼吸によって、2つの側面を調和させることができるのです。プラーナーヤーマの練習はどこでもできますが、仰向けに寝るか、座って行うのが理想です。必ず、頭と背中が一直線になるようにします。毎日朝と晩に5分間行いましょう。

練習するときは、リラックスして呼吸できる技をマスターするまでは、心の中でゆっくり数を数えてください。

活力呼吸

両方の鼻孔から深く息を吸い込みます。吐き出すときは、腹筋と横隔膜を素早くぱっと引っ込め、くしゃみのように勢いよく、鼻から空気を押し出します。吐いたらすぐに力を抜いて、短く自然に息を吸います。呼気のほうが吸気より短い時間になるようにします。

まずこの活力呼吸を、1秒に2回のペースで10回行います。

これを1サイクルとします。1サイクル終わったら1分間休んで、次のサイクルを始めます。最初は2サイクルやるようにして、だんだんに5回まで増やしましょう。

バストリカ呼吸

3回呼吸をします。肺活量のおよそ3分の1まで肺に息を吸い込んで、吐き出します。肺と胸郭をふいごのように使って、10回呼吸を繰り返します。最後にできるだけたくさん空気を肺に吸い込んで、吐き出します。

完全呼吸

お腹から深く息を吸って、胸郭から鎖骨まで満たします。吸ったときと反対の順で、空気が抜けていくのを感じながら、息を吐き出します。

　肺の底から息を吐き切るように、お腹を優しく押しましょう。ゆっくり4つ数えながら深く息を吸い、また4つ数えながら吐きます。練習を重ねるうちに、だんだん数える数を8まで増やしていきます。

健康のためのプラーナーヤーマ

プラーナーヤーマを正しく実践すると、喘息、気管支炎、副鼻腔のトラブル、風邪などの発生を抑えられます。

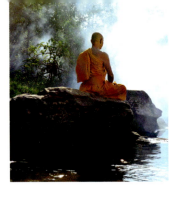

習慣の力
深い瞑想によって、私たちは完全な調和と悟りの境地に到達することができます。

瞑想

アーユルヴェーダでは、瞑想はドーシャを安定させ、健康を増進する重要な手段とされています。パンチャカルマが体を浄化するように、瞑想は精神を浄化します。西洋医学は瞑想のメリットをなかなか理解しませんでしたが、瞑想が心拍を落ち着かせ、否定的な感情を和らげ、平静な気持ちを生み出すことが、研究によって明らかになっています。瞑想すると、クンダリニー・エネルギーがチャクラを昇っていき、器官に再び活力を与えることができるのです（p.90-93を参照）。

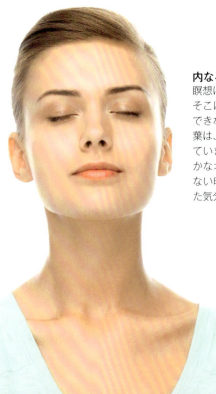

内なる平和を見出す
瞑想は、自分の内面の平穏に気づくためのツールです。そこは、外界が触れたり影響を及ぼしたりすることができない場所です。瞑想（メディテーション）という言葉は、「癒す」という意味のラテン語の「モデリ」から来ています。自然光が入る清潔な空間に、瞑想できる静かなオアシスをつくりましょう。そして生活に追われない時間を見つけましょう。落ち着いたリラックスした気分でゆったり座ったら、思考を流れにまかせます。

落ち着いた空間
楽に座り、深くリズミカルに呼吸しましょう。日常の世界が遠くに感じられます。

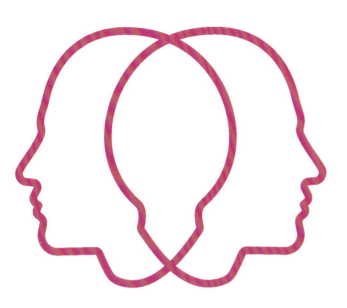

思考を静める
頭を空っぽにするというのは、意識的な行為です。静かな場所に到達するまで、思考は自然の道をたどり続けなくてはなりません。心の中の部屋を回って、各部屋を輝く白い光できれいに洗い流しているところを想像しましょう。思考を頭に招じ入れ、再びそれを光の波に乗せます。思考を部屋から部屋へと進ませるのです。心の各部屋から、洞察を得られるかもしれません。

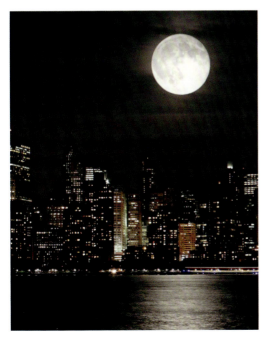

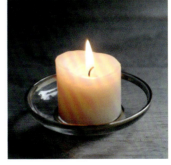

光を入れる
瞑想の小道の案内役として、揺らめくロウソクの火――永遠の炎――を使いましょう。

月のエネルギー
月明かりに照らされた部屋の、静かな冷たい暗闇の中で瞑想し、自分の中の光を見つけましょう。

瞑想の重要性

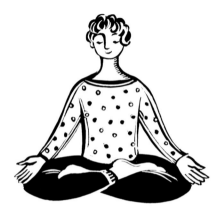

精神の平和
瞑想はアーユルヴェーダの
きわめて重要な要素であり、
ホリスティックな健康と幸福を促すのに役立ちます。

その昔、ヨーガの行者アムリト・デサイは「祈りは神に語りかけること。瞑想は神の言葉に耳を傾けること」と言いました。瞑想によって、自分の精神的側面に触れることができ、それが心身の健康と幸福に劇的な効果を及ぼす可能性があるのです。

世界50カ国で行われた調査によって、瞑想は知力を高め、創造性を養い、認知力を強め、規律正しさを増し、血圧を下げ、不安を和らげ、通院回数を減らし、ストレスを弱め、老化現象を抑え、呼吸を変え、深い安らぎを生み、生産性を上げ、気分をよくし、自意識と自尊心を高めることがわかっています。

アーユルヴェーダ式ライフスタイルの一部として、あらゆるレベルの健康を増進するのに役立つでしょう。精神と心身のバランスがとれるのです。

深い休息

瞑想によって心と体は、独特の深い静かな覚醒状態に達します。体は非常に深く休息し、心は内面的に落ち着いて覚醒します。

このプロセスは、深いところに根ざしたストレスと緊張を解き、全身を若返らせ、心に創造性と知性を吹き込み、成功に結びつくダイナミックな活動の基盤を提供します。瞑想がどういうふうに働くのか、詳しくはわかっていません。アーユルヴェーダでは、瞑想がチャクラ（P.92〜93）に働きかけてプラーナの上昇を促し、精神を統合して膨らますと考えられています。

ストレスの緩和

瞑想には体に対する独特のリラックス効果があり、全身に深い――完全な――休息を与えます。科学的に有効性が認められて

瞑想の重要性

いるテクニックなのです。この完全な休息
が、他の形のリラックス——のんびりした
休日、リラクセーションのエクササイズ、
体の運動など——では取り除くことのでき
ない、たまったストレスと緊張を解くこと
がわかっています。

1日の終わり

心を落ち着けて静かな眠りにつくために、1日
の終わりに20〜30分間瞑想をしてみましょ
う。眠っている間、再生エネルギーがより効果
的に作用します。

簡単な瞑想の練習

瞑想は経験豊かなインストラクターから教わるのが理想ですが、1人で、あるいはグループで、自宅でも実践できます。どんな場合も、毎日同じ時間に、できれば同じ場所で、瞑想するようにしましょう。穏やかに、規則正しいリズムで、腹式呼吸をします。最初の5分くらいは深呼吸をして、そのあともう少し穏やかな呼吸にしましょう。

準備

床にあぐらを組んで座り、手のひらを上に向けて手指を伸ばします。瞑想のときは、目を開けても閉じても、自分が気持ちよく感じるほうでかまいません。マントラが役に立つというのが大勢の意見です。マントラとは、儀式の言葉として自分で(声に出して、あるいは心の中で)繰り返す音節、単語、あるいは句です(p.128-129を参照)。

やり方

瞑想とは、心を浄化し、自分自身の自然なエネルギーが自分の中を流れるようにすることです。瞑想に間違ったやり方はありません。手始めに、この簡単な練習をやってみましょう。

楽に座る

1 床にあぐらを組んで座ります。背筋をまっすぐに伸ばしましょう。

2 目を閉じます。開けたままのほうがよければ、それでもかまいません。

3 静かに深く、5回呼吸します。

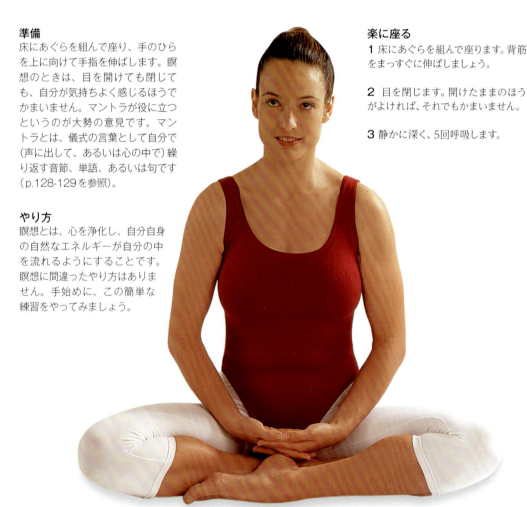

4 マントラ、呼吸、または自分の思考の流れに心を集中させながら、規則正しい呼吸を続けます。

5 決して何かの考えにこだわらないこと。流れるにまかせ、過ぎていくのを待ちましょう。

6 ゆっくり穏やかに呼吸して、心と体を完全にリラックスさせます。

7 内面に注意を集中します。気が散ると思ったら、目を閉じるのがよいでしょう。

8 しばらくしたら、もっと深く呼吸するようにします。

9 瞑想を終えるときは、目を閉じていた人は静かに開いて、2、3分間休みます。

簡単な瞑想の練習

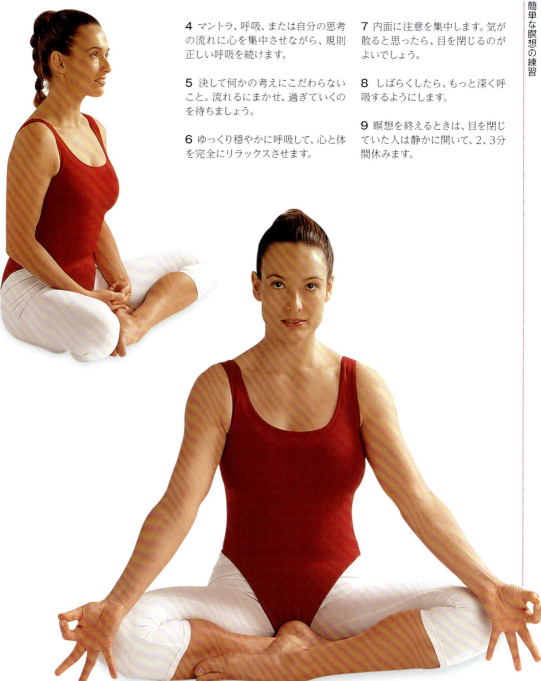

マントラ

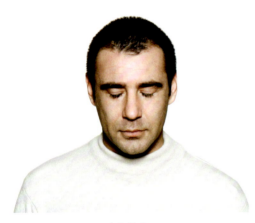

内なる力
マントラは、マイナスのカルマが
原因となっている病気を癒すのに役立ちます。

精神的な癒しを施すマントラは、アーユルヴェーダの重要な要素です。インドの植民地時代や西洋式教育の影響もあって、最近は顧みられなくなっていました。マントラはアーユルヴェーダの古典にはっきり示されていますし、精神性を重んじるアーユルヴェーダの医師は、マントラや儀式が、ごく軽いものを除くすべての病気の治療に、重要な――最重要ではないにしても――役割を果たしえると認めています。

治療の種類

アーユルヴェーダでは、治療には3つのカテゴリーがあるとされています。
- 最も高度なのが精神的（サトヴィック）な治療で、純粋に祈りとマントラによって施されます。
- 2番目は人間的（ラジャシック）な治療で、瞑想と浄化療法によって施されます。
- 3番目の最も低いものがタマシックな治療で、手術によって施されます。

自然を超越した力

マントラはすべて特定の神に向けられるもので、アーユルヴェーダの癒しの神としては、ヴィシュヌ、またはダンヴァンタリ（アーユルヴェーダの神）、シヴァ、クリシュナ、ドゥルガなどが挙げられます。強力なアーユルヴェーダのハーブにも、それぞれを支配しているとされる神がいます。

マントラには、病気を治すものから健康で豊かな暮らしを可能にするものまで、さまざまなものがあります。誕生と再生の果てしない輪廻から抜け出し、モクシャ（解脱）を達成するのを助けるマントラもあります。

マントラの使い方

　マントラには、単純な音を発する単一の「種子」音節から成るビージャ・マントラもあれば、マーラ・マントラと呼ばれるリズミカルな歌もあります。すべてのマントラは、心の中で唱えても、声に出して詠唱してもかまいませんが、体の病気を治し、精神性を高めるには、前者のほうが効果的です。

　マントラを使うのは、精神の悟りに向かう過程を助ける営みですから、アーユルヴェーダでは、マントラの使い方を指導できるのは、本当に精神的に優れた師だけと考えられています。アーユルヴェーダでは、マントラの実践には、そのマントラを最初に考えた賢人の名前、秘伝の種子音節、その使い方の鍵、そして護符についても知らなくてはならないとされています。これらの掟を知らずにマントラを用いても、効果がないばかりか危険なことにさえなりかねないと言われています。

精神的な資性

マントラは、瞑想の複雑な体系を構成しています。精神的な訓練を受けたアーユルヴェーダの医師、あるいは真の導師だけが、マントラの科学と用途を正しく教えることができるのです。

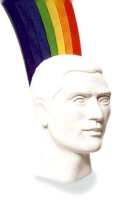

意識の広がり
感覚を最大限に使うことで、
もっと多彩な世界を体験できます。

感覚を鍛える

世界を十二分に体験し、それによって自然と癒しと健康を享受するために、感覚をフルに働かせるというのは、アーユルヴェーダの教義の1つです。感覚的な印象は、心と情緒の作用に影響することがあります。匂い、色、音、触れるもの、そして味わうものすべてが、バランスと調和の状態に影響を及ぼす可能性があるのです。ドーシャが乱されたとき、感覚を使うことが秩序の回復に役立ちます。

癒しの感覚
アーユルヴェーダには、感覚を使って治療する療法がたくさんあります。たとえば、アーユルヴェーダのハーブ療法では、味によってハーブや食べ物を分類しますし、マントラは音を繰り返すことで精神的癒しを実現します。脳の中の感情をつかさどる領域を刺激するアロマ・オイルは、さまざまな療法で用いられ、中でもマッサージは触感も高めます。

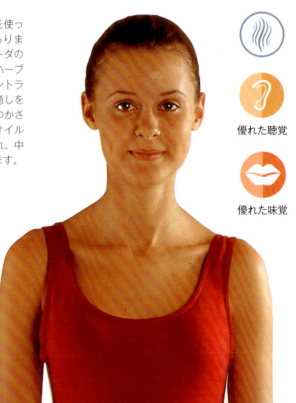

優れた聴覚

優れた味覚

ドーシャの力
高められる感覚も程度も、ドーシャによって異なります。ヴァータは聴覚と味覚に優れているのが特徴です。

感覚を鍛える

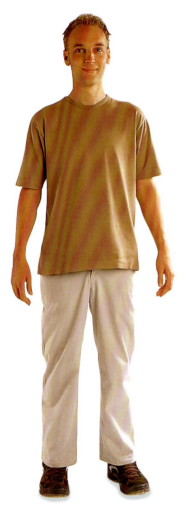

安定した視覚

優れた味覚

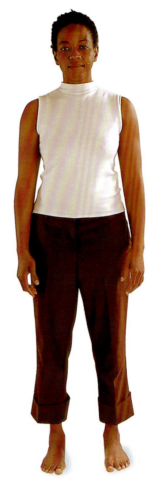

優れた嗅覚

優れた味覚

調和の実現
五感は五元素に対応しています。音は空を伝わるものです。風はアーユルヴェーダの教えによると神経系と関連があり、触感に対応しているとされています。火は視覚に関係し、水は味覚に必要で、地は嗅覚とつながっています。五感すべてのバランスがとれている（正しく使われている）ほうが、人は周囲の世界とうまく和合し、調和が実現する可能性も高くなります。アーユルヴェーダでは、感覚を鍛えるには、それぞれを等しく使う必要があるとされています。たとえば、口当たりがよくて体によくない食べ物を口にしていて、味覚を正しく使わない人が、入浴やマッサージをしすぎると、アンバランスな状態になってしまうでしょう。五感をすべて同じように使い、鍛えなくてはなりません。

ピッタとカパ
左のピッタ型は視覚機能に優れ、右のカパ型は味覚と嗅覚に優れています。

131

自然との和合

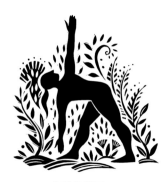

自然の原因
自然界は私たちの健康と幸福に劇的な影響を及ぼすことがあります。

アーユルヴェーダ哲学によると、人間は周囲の宇宙や世界とまったく同じように配列されています。つまり、小宇宙（人間の命）は大宇宙にそっくりのレプリカなのです。そのため人間の（あらゆるレベルの）健康は、宇宙や自然のリズムとしっかり結びついています。アーユルヴェーダの医師は、人が周囲の自然界に導かれるままに行動できれば、内なるエネルギーのバランスを自然にととのえることができる、と考えています。周囲の世界の満ち欠けのリズムは、私たち自身の心と体を支配しています。実際に、時間の感覚などない植物や動物は、自然を利用して季節との同調を保っています。私たちも健康に生きたければ、自然のリズムと積極的に同調する必要があるのです。

アーユルヴェーダでは、男女の別なく当てはまる、4つの主な「季節的」サイクルがあるとされています。各サイクル内のリズムを確立することは、体の健康に必要不可欠であり、人が自分自身と自分のドーシャ型にとって最適の方向にスムーズに動くのを助けます。

時間生物学

時間生物学は生物学の専門分野で、生体の事象と周期的な自然の法則との関係を研究しています。宇宙の自然なリズムと人間のバイオリズムにはつながりがあることがわかっています。一日、季節、一年のリズム、そしてライフサイクルの段階周期（p.138-139を参照）と調和して生きることができるようになれば、もっと効率的に活動し、幸福感を体験できるでしょう。

昼と夜

夜明けから午前の半ばまではカパの時間で、体が目覚めと日光に刺激されます。午前の半ばから午後の半ばまでは、ピッタが

最も活動的です。そのあとヴァータの力が強まり、日没時にピークを迎えます。

　日没から夜の3分の1過ぎまではカパが優勢となり、真夜中はピッタが支配し、夜明け前の時間帯はヴァータが増大します。24時間を通して見ると、日中はピッタ、日の出と日の入りのころはヴァータ、夜はカパが優勢です。

ドーシャの時間

食事や仕事や運動の指針としてドーシャを用いると、効率とバランスのよい1日を送ることができます。

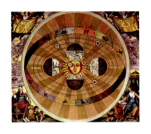

自然のサイクル
人の体の働きは、
太陽の周りを回る
地球の動きと合っています。

アーユルヴェーダの時間

ドーシャの影響は、昼夜の時間帯によって変わります。アーユルヴェーダでは24時間を大きく2つのサイクルに分け、それぞれが3つのドーシャで構成されています。それぞれの時間帯は1つのドーシャに支配されているのです。

ヴァータは、午前2時から6時までと、午後2時から6時までの、心身の活動に最も適した時間を支配します。ただし、ヴァータが優勢な時間に、働きすぎたり運動しすぎたりしないようにしましょう。

昼間
ドーシャを用いて
日中の活動を管理すると、
心身ともに健やかになります。

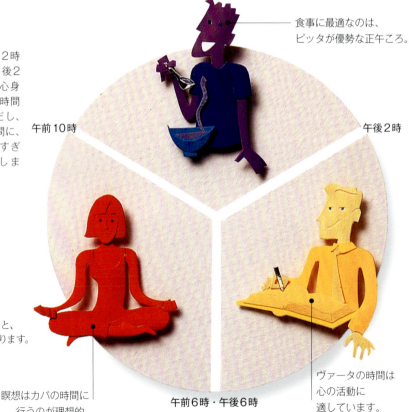

食事に最適なのは、
ピッタが優勢な正午ころ。

午前10時

午後2時

瞑想はカパの時間に
行うのが理想的。

午前6時・午後6時

ヴァータの時間は
心の活動に
適しています。

アーユルヴェーダの時間

ピッタは真っ昼間と真夜中に最も活動的になります。人は日中のピッタの時間帯に最も力強くなるので、その時間にひどく空腹を覚えるのです。ピッタは食べ物をエネルギーに転換する役割を担っています。ですから昼食にしっかりたくさん食べることが大切です。夜、眠っている間、ピッタが火を使って体を温めておきます。

カパは早朝と早晩に優勢になります。過剰な粘液、副鼻腔炎、喘息などのカパのトラブルが、この時間帯に悪化する場合があります。カパの時間（とくに朝）に、心身の浄化（ヨーガ、瞑想、解毒療法）を行い、個人的なニーズに対処しましょう。

1日の終わり
種々のドーシャと同期をとることは、運動、くつろぎ、眠りに役立ちます。

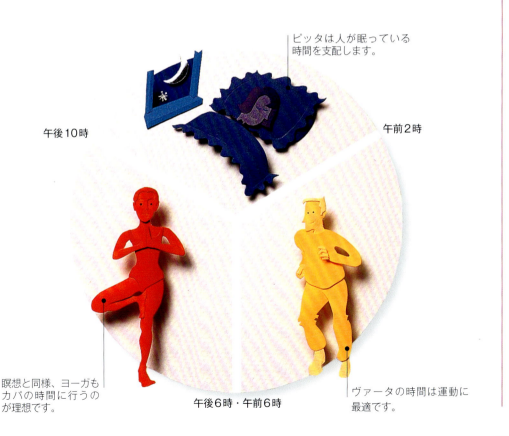

ピッタは人が眠っている時間を支配します。

午後10時

午前2時

瞑想と同様、ヨーガもカパの時間に行うのが理想です。

午後6時・午前6時

ヴァータの時間は運動に最適です。

アーユルヴェーダの季節

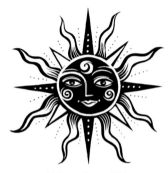

リトゥチャーリヤ
リトゥチャーリヤと呼ばれる季節ごとの慣習は、力、健康、エネルギーにとって重要です。

私たちの心身は、1日の時間帯に影響されるのと同じように、季節の移り変わりによっても変化します。人間の体が明暗、寒暖、乾湿の差に反応することも、その原因の1つかもしれません。インドには6つの季節があります。シシラ（冬）、ヴァサンタ（春）、グリーシュマ（夏）、ヴァルシャー（雨季）、シャラダ（秋）、そしてヘマンタ（冬前の寒い時期）です。アーユルヴェーダの考え方に従うと、西洋には3つの季節があります。3月半ばから6月半ばまでがカパの季節、6月半ばから10月半ばまでがピッタの季節、10月半ばから3月半ばまでがヴァータの季節です。

季節とともに生きる

アーユルヴェーダでは、体と心を解毒することで、季節の変化に備えることをすすめています（p.74を参照）。ピッタに関連するトラブルは季節の変わり目に出やすく、ヴァータ型のトラブルは晩秋に起こる傾向があります。カパのトラブルはインドの雨季に増えますから、冬と夏の前の時期によく見られます。

自分のドーシャ型に対応する季節には、とくに注意する必要があります。その季節の間は、ドーシャがバランスを崩しがちだからです。自分の体質タイプにとって最も危険な温度に、長時間さらされることは避けなければなりません。たとえば、ヴァータ型の人は過度の寒さ、風、雨、あるいは雪を、ピッタ型の人は非常に暑い天気や乾燥した気候を避ける必要があります。アーユルヴェーダは、自分の体質に応じて、食事も季節ごとに調節することをすすめています（P.162～163）。

しかし一般的に、どんなドーシャ型であれ、季節の移り変わりがどう体に影響するかを理解し、体への負担を最小限にするように、食事とライフスタイルを改める策を

講じなくてはなりません。たとえば、夏に冷たい水を飲み、ピッタを増大させない食べ物を料理するのは効果的です。たんぱく質や炭水化物の多い食事は冷却効果があります。この季節は温浴を避けるのがよいでしょう。冬には、老廃物がたまってエネルギーの流れを妨げます。白湯やその他の温かい飲み物を飲むのはもちろん、温熱効果のある、加熱調理した温かいものを食べるべき季節です。暖かい衣服や温浴もおすすめです。

ドーシャの季節

ほとんどの国では、カパは春に優勢になり、ピッタは夏を支配し、ヴァータは秋に最高潮に達して、カパが増えてくる冬の間はだんだんに穏やかになります。

人生の周期

アーユルヴェーダの3つのドーシャが関係し、影響するサイクルがもう1つあります。私たちの人生は、若年、中年、老年の3つの時期に分けられ、それぞれの時期には、ドーシャに対応した異なる特徴があるのです。時期によって、バランスを失う危険のあるドーシャを調和させるような食事、ライフスタイル、そして療法を選ぶのが有益です。自分の今の時期を支配しているドーシャを考慮することも、自然のサイクルとの調和を確立することにつながるのです。

家族の調和
人生のどの時期にはどのドーシャが
優勢になるかを理解することで、
健康と調和を促すことができます。

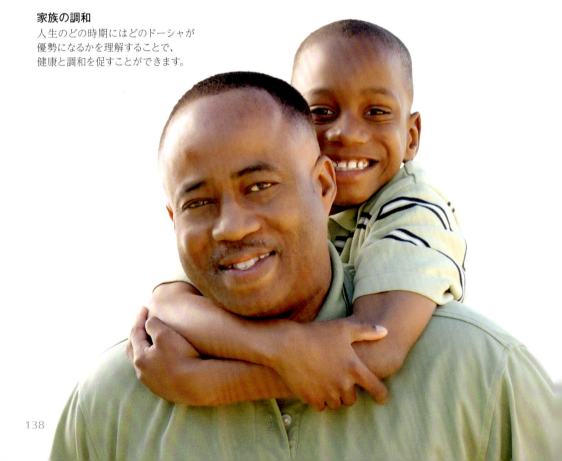

若年期
子供時代は、カパの時期と考えられています。生まれてから20ないし30歳までの間は、風邪、咳、喘息など、カパに関係するトラブルが起こりやすいと思われます。体と情緒と知能が成長し、発達する時期です。

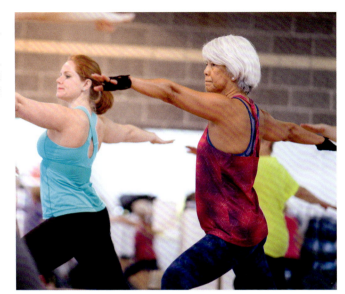

活動的な生活
壮年のピッタの時期には、ほとんどの人が定期的に運動をするべきです。

壮年期
20ないし30歳から50ないし60歳までの間は、ピッタが優勢になります。活動的で充実している、独立心旺盛な生活が特徴です。この時期には、ピッタに関係するトラブルがよく見られます。

老年期
そして人生の最終期には、ヴァータが優勢になります。50ないし60歳以降、ヴァータが増大するにつれて、心と体と精神が次第にばらばらになっていきます。関節炎、記憶力低下、しわ、乾燥肌、便秘といった、ヴァータ型の不調に悩まされるかもしれません。この時期には誰でも回復力が低下しますから、純正の食事をとり、体を動かしすぎないようにすることです。

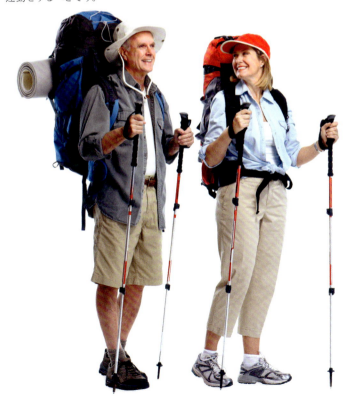

アーユルヴェーダ式日常生活

アーユルヴェーダでは、1日の生活スケジュールをディナーチャーリヤと呼びます。心身ともに最も望ましい健やかな状態を実現するためのガイドラインです。

1日の自然のサイクルと調和したライフスタイルに従うことで、自分の内面的な強さと知性を高めるのです。アーユルヴェーダは、1年を通して毎日をできるだけ同じパターンで生活することをすすめています。そうすることで、情緒も安定するでしょう。日常生活に調和のとれたリズムをつくることが大切です。

朝

- できれば日の出前に目を覚ましましょう。朝早く動き始めると、体が万全に機能するのです。動作はゆっくりにして、時間をかけて1日の計画を立てます。

- 排尿と排便をしましょう。寝起きに白湯を飲むと、排泄しやすくなります。

- 歯を磨き、舌をきれいにして、手と顔を洗いましょう。きれいな舌は味覚にとって非常に大切です。アーユルヴェーダの歯みがき粉とうがい薬は健康食品の店で手に入ります。

- 両方の鼻の穴にゴマ油を2滴ずつたらして、嗅覚を刺激します。

- ヴァータ型の人は毎日セルフマッサージをしましょう。カパまたはピッタ型の人は、もう少し頻度を少なくします（p.82-83を参照）。

- 朝食をとる前に、何か運動をしましょう。血行がよくなり、ドーシャが安定します。ヨーガは1年中いつでもどこでもできるので、理想的なエクササイズです。自分の体質のタイプに合った運動をします（p.114-115を参照）。

- 入浴かシャワーをします。1日を始める前に体を清めるのは、とても大切です。

- 清潔で着心地のよい衣服を身につけ、瞑想できる空間を見つけましょう。

- 10〜20分間、瞑想します。朝、1日の活動を始める前にどれだけ時間を割けるかによりますが、できればもっと長くやりましょう。

- 8時前に軽く朝食をとります。

- 毎食後、歯と舌をきれいにします。

- できれば朝食後、消化作用を促すために、ちょっと散歩をしましょう。

アーユルヴェーダ式日常生活

昼間

- 仕事や勉強は日中にしましょう。

- ヘルシーな昼食をとりましょう。昼食を1日のメインの食事にします。季節と自分の体質の両方に合った食べ物を選びましょう。食べすぎは禁物。食べ物の適量は、自分が両手ですくえる量です。

- 遅すぎず速すぎず、適度な速さで食べましょう。そして静かに食べるようにします。食事中に飲み物をとると、消化を弱めることになります。

晩

- 日没のころ、10〜20分間、晩の瞑想をします。

- 夕食は、就寝前にきちんと消化されるよう、早めにとりましょう。軽くて消化のよいものを食べます。夕食後も、消化を促すために散歩をしましょう。

- 晩は軽い楽しめる活動をします。

- 睡眠を助けるカパ・エネルギーが優勢になっているときに眠りに落ちることができるように、10時前に床に就きます。午後10時から午前2時の間は、ピッタ・エネルギーのほうが優勢になるので、眠りが安定しなくなります。

141

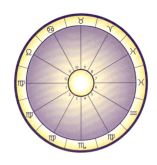

宇宙の道しるべ
インドでは、ヴェーダ占星術師に相談して、星が原因で慢性的な病気になっているかどうかを調べるのが一般的です。

占星術

占星術は、アーユルヴェーダ科学と並ぶヴェーダ哲学の1分野です。占星術師はしばしば、予言占星術（ジョーティシュ）を行って、さまざまな時期に特定の病気にかかる傾向があるかどうかを判断します。占星術に関連する状況の中には、宝石やマントラで改善するものがあります。この2つの治療法は、昔はアーユルヴェーダの教育に含まれていました。今日この教育の多くは衰退し、なくなってしまいました。西洋では、占星術はアーユルヴェーダの一部と見なされていませんが、医師はみな、その重要性を認識しています。

宇宙の一部
地上で起きることと天空で起きることは直接関係していて、何千年もの間、人間は占星術の影響、兆候、そして前兆は無視できないことを知っていました。インドではほとんどの地域で、占星術師が子供の一生に予想される星の影響を示すホロスコープを作れるように、誕生の正確な時刻を記録しています。

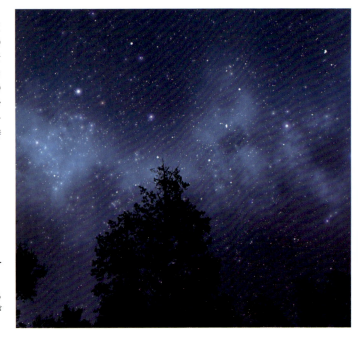

空は明かす
アーユルヴェーダでは、星が病気に影響を及ぼしていることを示す、動かしがたい証拠があるとされています。

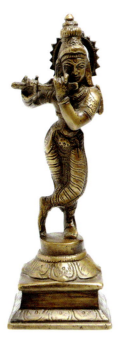

聖像
病気の原因となるおそれのある星は、ヒンズー教では神とされています。

惑星の影響
生まれ月（誕生したときの月）の位置は、一人ひとりの体質のタイプであるプラクリティを決める重要な要素であり、月の動きは人の治療に大きく影響します。インドの占星術によると、重い病気の峠は月の動きでわかり、どんな重病でも、発病した日と反対の位置に月がある14日目に、最も深刻な危機が訪れるとされています。ナクシャトラ（星宿）も、人間関係、キャリア、健康など人生のあらゆる面に大きく影響します。アーユルヴェーダでは、好ましくない位置にある他の惑星も影響を及ぼすことがあり、惑星はそれぞれ異なる病気を支配しているとされています（下表を参照）。

惑星	病気	自然の治療薬
太陽	目・血液・神経系の病気、がん、ウイルス性感染症、心臓疾患	蜂蜜、サフラン、カルダモン
月	心の病、肥満、婦人病、泌尿器疾患、細菌性疾病	ハス、サンゴ
火星	ウイルス性感染症、目・心臓・消化器の障害	サンダルウッド
水星	不眠症、神経症、高血圧、事故	金粉
木星	糖尿病、リウマチ、関節炎	コショウ、サトウキビ
金星	性器のトラブル、婦人病、腎臓疾患	スパイス
土星	腎臓疾患、リウマチ、関節炎	シャタヴァリー
ラーフ	事故、外科的なトラブル	ムスター（ハマスゲ）
ケートゥ	事故、外科的なトラブル	ブラーミ（ツボクサ）

月の影響

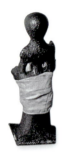

神聖な惑星
特定の惑星の崇拝は、
アーユルヴェーダの精神的治療の一部です。

占星術はカルマのバロメーターであり、生まれもっての影響力を明らかにするものです。西洋の占星術と違って、ヴェーダ占星術では月の位置が非常に重要です。27のナクシャトラ（月の星座、または星宿）が分析の基本になっていて、個人のヴァータとピッタとカパの体質を左右するだけでなく、結婚から引越しまで人生の主要なイベントすべての計画のベース

魚座	牡羊座	牡牛座	双子座
プールヴァバードラの一部 ウッタラバードラの一部 レーヴァティー	アシュヴィニー バラニー カルティカの一部	カルティカの一部 ローヒニー ムリガシラーの一部	ムリガシラーの一部 アールドラー プナルヴァスーの一部

蟹座	獅子座	乙女座	天秤座
プナルヴァスーの一部 プシュヤ アシュレーシャー	マカー プッバ ウッタラの一部	ウッタラの一部 ハスタ チトラーの一部	チトラーの一部 スヴァーティー ヴィシャーカーの一部

蠍座	射手座	山羊座	水瓶座
ヴィシャーカーの一部 アヌラーダー ジェーシュタ	ムーラ プールヴァバードラ ウッタラバードラの一部	ウッタラバードラの一部 シュラヴァナ ダニシュターの一部	プールヴァバードラの一部 シャタビシャー ダニシュターの一部

になります。治療に最適の日まで、これを使って決められるのです。たとえば、星宿が誕生の星座と同じとき、またはチャンドラシュタマ（下記を参照）の間は、治療を始めるべきではないとされています。前ページの表に星宿を、それぞれが位置する星座別に示します。

月相

　月があなたの生まれ月から8番目の宮に移動することを、チャンドラシュタマと言います。この月相の特徴は、何ごともうまく行かないように思えるトラブルだらけの2日間で、月に少なくとも1回起こることです。

　月がいつ自分の第8宮に来るかを計算するには、自分が生まれたとき月がどの宮、つまり星座にあったか（自分の生まれ月）を知る必要があります。そしてそこから8つ目の宮になります。たとえば、生まれたときに月が牡羊座にあった場合、月が蠍座に移動するたびに、厄介なことが起こるでしょう。

145

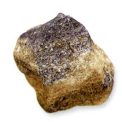

瑠璃
このカラフルな石は、
カパ・エネルギーをより純化されたレベルに
高めるのに用いられます。

宝石療法
星回りによって引き起こされた病気に対処する、最も優れた方法が宝石療法です。ヴェーダ占星術師はとくに、さまざまな病気に関連のある宝石の力（次ページの表を参照）を重要視し、人のホロスコープの状態に応じて、使うべき石やクリスタルを判断します。

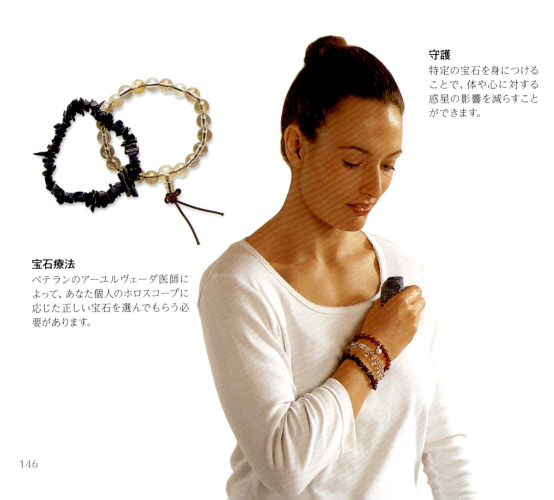

守護
特定の宝石を身につけることで、体や心に対する惑星の影響を減らすことができます。

宝石療法
ベテランのアーユルヴェーダ医師によって、あなた個人のホロスコープに応じた正しい宝石を選んでもらう必要があります。

宝石療法

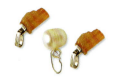

癒やしの宝石
宝石を肌身につけると、
その治癒エネルギーを
取り込むことができます。

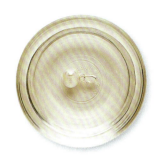

ヴァータの石
アーユルヴェーダでは、
ヴァータのアンバランスを正すのに、
アメジストを使います。

癒しのドリンク
水は宝石の特質を吸収しますから、
一晩浸してから、
その水を飲みましょう。

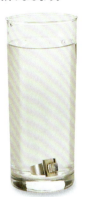

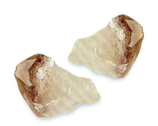

一般的な病気	関係する宝石
リウマチと筋骨のトラブル	赤珊瑚、エメラルド、真珠、ダークブルーサファイヤ、ルビー
消化器疾患と糖尿病	赤珊瑚、白珊瑚、エメラルド
神経系の疾患	ダークブルーサファイヤ
ヒステリーなどの精神障害	夜はエメラルド、日中は赤珊瑚
皮膚病	白珊瑚、イエローサファイヤ
泌尿器疾患と婦人病	真珠、ダイヤモンド、赤珊瑚、イエローサファイヤ、エメラルド、トパーズ
歯のトラブル	サファイヤ、赤珊瑚
耳、鼻、喉のトラブル	イエローサファイヤ、白珊瑚
血液に関連するトラブル	ダークブルーサファイヤ、エメラルド、ルビー

宝石療法

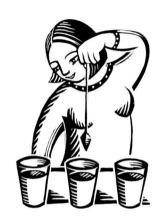

慎重に選ぶ
間違った宝石は健康状態を悪化させかねません。
正しい石は病気の治療に役立ちます。

宝石療法はアーユルヴェーダの占星術と深く関わりがありますが、関係なく用いることもできます。宝石とクリスタルには特有の治癒力があり、アーユルヴェーダ医学で特定の病気を治すのに使われる場合があります。ドーシャを増やしたり減らしたりするのに、特定の石を使うこともできます。心身ともに健やかであるために、毎日宝石やクリスタルを使ってかまいません。自分のドーシャに応じて、次に示す使い方に従ってやってみましょう。

ヴァータ

　トパーズは、ヴァータに関係している恐怖を追い払うのに昔から使われている暖色の石で、情緒や不安をなだめます。自信を持つ必要があるとき、トパーズを身につけましょう。

　アメジストは、ヴァータのバランスをとりたいときに身につけるとよい石です。心や頭がすっきりして、調和が促されます。

ピッタ

　真珠と真珠層には、炎症性の病気や情緒に影響する病気を弱める力があります。真珠はリウマチ、骨の疾患、筋骨のトラブルを治療するのにも使われます。養殖真珠にも効き目はありますが、身につけるには天然のものがいちばんです。真珠を身につけ始めるのは、新月の間の月曜日（月の日）にしましょう。風邪などのカパに関係する病気にかかっているときは、真珠を身につけないこと。ムーンストーンは、冷却作用があって情緒を穏やかにするので、過剰なピッタを減らすのに適した石です。

カパ

　過剰なカパは瑠璃を使って減らせます。瑠璃は、カパ型の体の鈍くゆっくりした波動を、洗練し共鳴させるのに役立ちます。瑠璃は天国の石と呼ばれています。ルビーも余分なカパを減らします。勇気を奮い、決断を下すには、金か銀にはめこんだルビーを身につけましょう。

宝石の使い方

　宝石やクリスタルの内部の原子は、非常に規則正しいパターンで配列されています。器に張った水に一晩石を浸けて、宝石やクリスタルのエネルギー・パターンを含んだエキスをつくりましょう。まず、その鉱物に毒性がないこと、そして水に溶けないことを確認します。そうすれば、エネルギーを与えられた水を飲むことができます。宝石のエネルギーは、肌身につけることでも取り込めます。

宝石とチャクラ

宝石はチャクラに影響すると考えられています。たとえば、心臓のチャクラのそばに宝石をつけると、情緒エネルギーに影響するでしょう。

食事とライフスタイル

　アーユルヴェーダによると、健康的な生活とは、体、心、精神、すべてのレベルで自分自身を気づかい、毎日バランスを保つように行動することなのです。アーユルヴェーダの基礎を築くのは食事とライフスタイルです。その原則を取り入れて実践しなければ、他のどんな治療を施されても、効き目ははるかに弱いでしょう。

　アーユルヴェーダ医学は、すべての病気は消化系に端を発しているという考えに基づいており、その原理の大部分は栄養摂取に集中しています。ドーシャに応じた食事と生活方法を覚えれば、ヴィクルティ（アンバランスな状態）を改善し、落ち着いた生活ができるようになるでしょう。

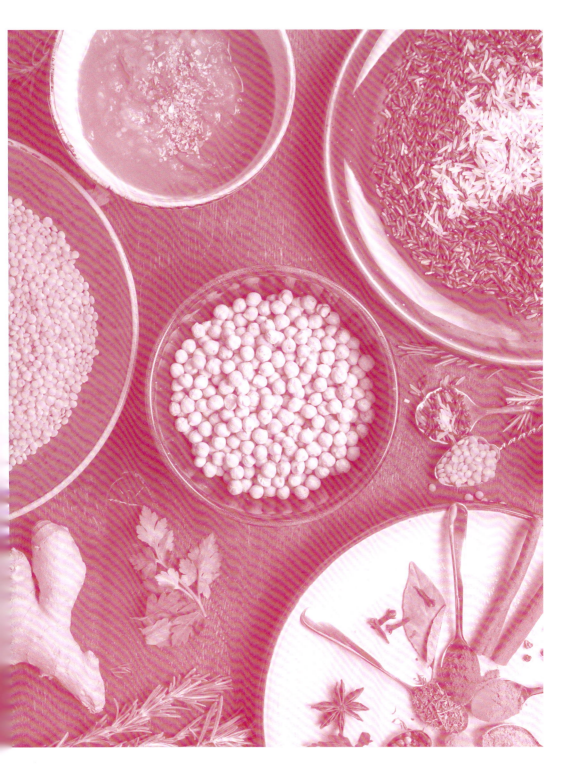

健康に暮らすための
簡易ガイドライン

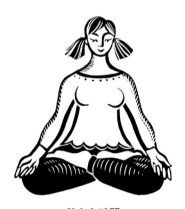

静かな時間
生活の中に瞑想を取り込むことは、
心と精神を穏やかにするのに
とてもよい方法です。

アーユルヴェーダの医師は、元気で幸せで前向きなら、人は心身ともに健やかになると考えます。この考えは、楽観主義が免疫機能を高め、長寿を促進することを明らかにした、最近の西洋の研究と一致しています。次に示すガイドラインは、健康増進に役立つ前向きな生き方のすすめです。ほとんどの人に適していますが、アーユルヴェーダの医師に相談すれば、あなたの現在の症状やドーシャに応じて、これに代わるガイドラインを示してもらえるかもしれません。

落ち着いて食べる

見た目も味もよいヘルシーな食べ物を選びましょう。落ち着いた雰囲気の中で食べながら、食べているもののことを考えます。食事は毎日同じ時間にしましょう。ゆっくり、よくかんで食べます。

お腹がすいていなければ食べないこと。そして食事のあとは、必ず食休みをします。できれば散歩をして、消化を促しましょう。

精神を静める

感情や思考を抑えないこと。自然に解き放つことができない場合は、書き出したり、友だちと話し合ったりしましょう。

毎日瞑想に時間を割いて、心と体と精神を統一しましょう。毎日リラックスすることに少し時間をとります。必要ならエッセンシャルオイルを使って、バランスを失ったドーシャを落ち着かせましょう。仰向けやうつ伏せで寝るのはやめましょう。横になって寝たほうが、エネルギーの中心の反応がよくなります。

健康に暮らすための簡易ガイドライン

　セルフマッサージ（p.82-85を参照）を日課に取り入れ、そのあと入浴します。ドーシャの求め（p.106-107を参照）に応じて運動しましょう。ほとんどの人は、ヨーガのような何らかの運動を、毎日する必要があります。

エネルギーを蓄える

　コンピューターに向かう時間を制限し、ヴァータを増大させる知的活動を長時間続けないようにします。アーユルヴェーダでは、生理中のセックスはヴァータのアンバランスの原因になるので、避けるようすすめています。マスターベーションとオーラルセックスも、エネルギーの浪費なので、やめたほうがよいでしょう。

道徳的な信条

アーユルヴェーダの信条に従って生活しましょう。ネガティブな考えは阻止すること。人を罵倒したり虐待したりしないこと。欲望や悲しみに屈しないこと。怒りにとらわれないこと。うぬぼれたり、横柄になったり、自分中心にならないこと。

153

アーユルヴェーダの食事

食べ物は、体と心を養うためのエネルギー（プラーナ）を供給するものであり、よい食事をとれば必ず、体重のバランスがよくなり、元気と体力と健康を感じることができます。季節、個人の体質、そして実際にどのドーシャがアンバランスになっているかによって、何を食べるか決めなくてはなりません。アーユルヴェーダ哲学によると、私たちの心身の健康は、消化系がどれだけうまく体に栄養を供給するかで決まるとされています。これは、どんな物質を食べ物として選ぶかだけでなく、その物質の加工方法や取り方にも左右されます。

食べ物の種類
食べ物は、重いものと軽いものの2種類に分けられます。重い食べ物は、ジャガイモ、パン、米など、消化しにくいものです。軽い食べ物は、加熱した野菜や果汁など、比較的消化しやすいものです。バランスのとれた食事は、重い食べ物3に対して軽い食べ物1の割合です。晩には消化器官の負担を減らすために、軽い食べ物の割合を増やしてもよいでしょう。

乳製品
ミルク、バター、クリームは甘いものと考えられ、酸っぱい食べ物と一緒に食べてはいけません。

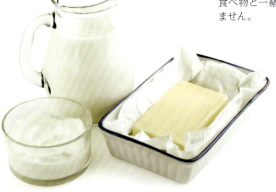

重い食べ物
パン、穀物などの重い食べ物が、食事の4分の3を占めるようにしましょう。

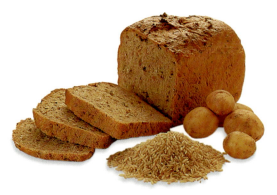

アーユルヴェーダの食事

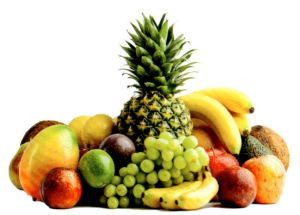

食事中の習慣
アーユルヴェーダ哲学では消化系が非常に重要とされていますから、食べている間は、自分が食べているものや、していることについて、よく考えることが大切です。食事中にテレビを見たり本を読んだりしてはいけません。

単独で食べる
いろんな種類のフルーツを混ぜるのはかまいませんが、フルーツは必ずフルーツだけで食べること。

純粋な栄養
ドーシャによっておすすめの食べ物のタイプは異なりますが、最も重要なのは、できるだけ加工していないものを食べて、体内に毒素がたまるのを防ぐことです。

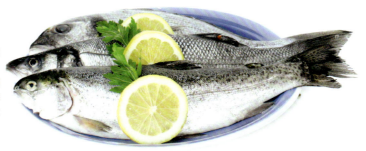

魚
魚はアーユルヴェーダでも健康によい食べ物とされていますが、加熱したり、牛乳と一緒に食べたりしないこと。

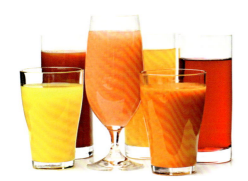

飲み物
飲み物はたくさん飲むべきですが、食事中は水を少し飲むだけにしましょう。

アーユルヴェーダ式食事法の一般的ガイドライン

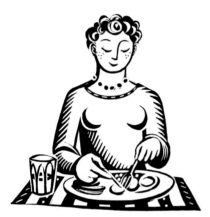

食への気配り
食べ物の選択と食習慣は、健康的な消化とバランスのとれたドーシャに役立ちます。

だいたいにおいて、よい食事法を実践していれば、たまに分別を失ってもかまいません。アーユルヴェーダの医師は、消化器官を効率よく働かせるために、次のようなガイドラインに従って食習慣全般を改めるようにすすめています。このガイドラインは短期的な食事法ではなく、将来の健康と活力に影響を及ぼす新しい食べ方として紹介されていることを、心にとめておいてください。

食事の時間

　前の食事で食べたものを体がきちんと消化できるように、食事と食事の間は3〜6時間あけるのがベストです。しっかり食べていれば、通常おやつは必要ありません。1日のメインの食事は昼食にして、正午から午後1時の間にとりましょう。夕食は軽めにして、午後7時半より前に食べるのがベストです。

　どんな場合も、ほどほどのペースで食べましょう。早食いはよくありませんが、ゆっくりすぎるのも考えものです。いらいらしていたり、腹が立っていたり、怖いと感じているときには食べてはいけません。感情的な状態は消化によくないからです。同様に、空腹のときに飲んだり、喉が渇いているときに食べるのもやめましょう。食事中は水を少し飲むだけにしましょう。

食べ物を選ぶ

　食料を買うときは、季節（p.136-137を参照）とドーシャを考えて、品質のよいものを選びましょう。地元でとれた生鮮食品

アーユルヴェーダ式食事法の一般的ガイドライン

がベストです。食事には、6つの基本の味（p.158-161を参照）のうち少なくとも3つは取り入れ、できるだけつくりたてで熱々のものを食べます。消化を促すために、料理にスパイスを使いましょう。

フルーツは単独で食べるのがいちばんで、朝食にぴったりです。いろいろな種類のフルーツを取り合わせるのはかまいませんが、他の食べ物と混ぜてはいけません。

ヨーグルトなど酸味のある乳製品を、ミルクやクリームのような甘い乳製品と同時に（つまり同じ食事で）食べてはいけません。乳製品はでんぷん食品と一緒に食べないこと。

サラダやミューズリーなど生の食べ物は、加熱した食べ物と同時に食べてはいけません。

衛生状態

食べ物を調理したり食べたりする場所は、快適な環境にしましょう。キッチンもダイニングルームも、つねに清潔にしておきます。

味とドーシャ

6つの味のエネルギーは直接ドーシャに作用しますから、アンバランスな体をバランスのとれた状態に調整するのに利用できます。味が持つ特定の性質によって、ドーシャが増えたり減ったりして、それが体の作用に影響します。たとえば、動作のスピードを上げたり下げたり、体を温めたり冷やしたりするのです。6つの味が入っていて、なおかつ自分の体質に合った3つの味が優勢であることが、バランスのとれた食事の条件です。

どの食べ物を選ぶか
自分に優勢なドーシャのエネルギーを減らし、2番目、3番目のドーシャを高める食べ物を選びます。たとえばカパ型の人は、カパを減らしてヴァータとピッタを強める食べ物を中心とした食事をするべきです。

一般的なルールは次のとおり。

- 甘味、酸味、塩味は、カパを増やし、ヴァータを減らします。
- 辛味、苦味、渋味は、ヴァータを増やし、カパを減らします。
- 酸味、塩味、辛味は、ピッタを増やします。
- 甘味、苦味、渋味は、ピッタを減らします。

甘い食べ物と酸っぱい食べ物
甘い食べ物はヴァータとピッタを軽減し、カパ・エネルギーを増大させ、酸っぱい食べ物はピッタとカパを増やします。

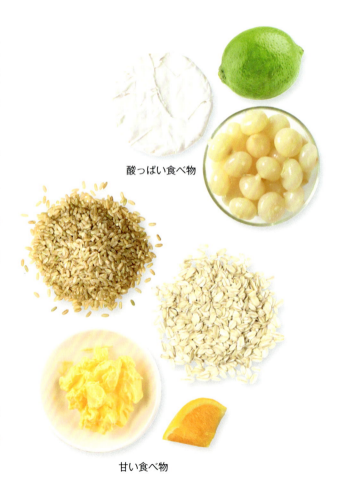

酸っぱい食べ物

甘い食べ物

水分と乾燥度

味には、体内の水分を補ったり減らしたりする特性があります。辛味、苦味、渋味は水分を奪い、甘味、塩味、酸味は潤いを与えます。ヴァータの特徴の1つは乾燥ですから、ヴァータが過剰なときは水分を補う味を選びましょう。

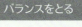

バランスをとる

毎食、自分のドーシャを軽減する3つのラサ（味）をすべてとるのが理想です。そうすれば確実に、ヴァータ、ピッタ、カパの3つの生命エネルギー（ドーシャ）のバランスをとることができます。

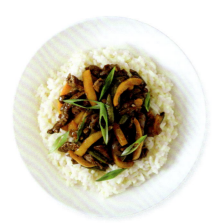

ヴァータ
甘酸っぱい肉野菜炒めは、ヴァータ型にいちばんよい2つの味が組み合わせられています。

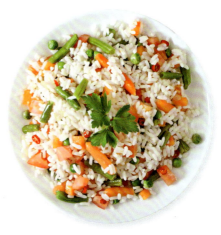

ピッタ
米と魚とサラダは、甘味と苦味と渋味をとるべきピッタ型向きの食べ物です。

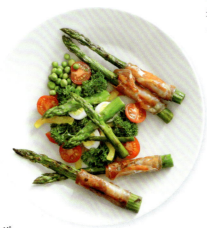

カパ
渋味のあるアスパラガスはカパ型向きです。カパ型は辛いものと苦いものも食べましょう。

6つの味

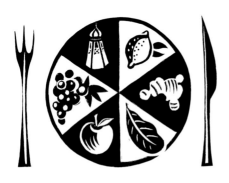

どの味を選ぶか
各ドーシャが6つの味に影響を受けることで、健康上の問題が悪化したり改善したりします。

味を指すサンスクリット語のラサは、「必要不可欠の部分」または「エッセンス」という意味です。このことから、アーユルヴェーダ医学における味の重要性が多少なりとも理解できます。ラサは植物や食べ物の本質を示すもので、アーユルヴェーダの営みでは、ハーブや薬を含めて、どんなものでもつねに味が考慮されます。

味は神経系を刺激するだけでなく、体のあらゆる組織に影響します。プラーナ（生きるエネルギー）を活性化し、心を覚醒させま

味	元素	食べ物
甘味	地と水	大麦、バター、キャベツ、クリーム、ナシやバナナなどの果物、ギー、ブドウ、レンズ豆、ミルク、オート麦、ゴマ油などの油、タマネギ、エンドウ、米、ライ麦、でんぷん、砂糖、小麦
塩味	火と水	食塩、海塩
酸味	地と火	チーズ、柑橘類やモレロ・チェリー、ローズヒップなどの果物、ピクルス、酢、ヨーグルト
辛味	火と風	黒コショウ、キャラウェー、カモミール、チリ、シナモン、クミン、イノンド、ショウガ、マスタード、ナツメグ、パセリ、ラディッシュ、ピーマン
苦味	空と風	芽キャベツ、コーヒー、コロハやヒドラスチスなどのハーブ、ウマグリの実、イラクサ、ルバーブ、ホウレンソウ、その他の葉物野菜、ターメリック、トウジシャ
渋味	地と風	リンゴ、アスパラガス、ナス、バナナ、豆類、ブロッコリー、カリフラワー、セロリ、チコリ、ウイキョウ、ウィッチヘーゼルなどのハーブ、ナシ

す。さらに、味によってアグニ（代謝の火）が刺激され、消化が促されるのです。

味とその特性

　アーユルヴェーダでは、食べ物は6つの味——甘味、塩味、酸味、辛味、苦味、渋味に分類されます。それぞれは2つの基本元素で構成されていて、他とは異なる一連の特徴と性質を持っています。砂糖やクリームのような甘味のある食べ物は、体力を増進させ、下剤や強壮剤の働きがあります。塩やその他の塩味の食べ物は、粘膜を刺激したりなだめたりすると同時に、下剤の役割を果たします。

　柑橘類や漬物のような酸味は刺激になり、多くのスパイスが持つ辛味は、利尿、刺激、発汗、充血除去の作用があります。苦味は利尿、解毒、調整の働きをします。ホウレンソウなどの葉物にたくさん含まれています。渋味は心身を引き締める効果があり、過剰な分泌物を取り除きます。渋味のある食べ物には、カリフラワーやブロッコリーなどがあります。

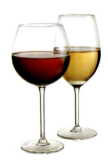

ワインを飲む
アルコールはヘルシーなアーユルヴェーダ式食事の要素に入っていません。たまに飲むか、まったく飲まないのがよいでしょう。

食べ物と季節
食欲と消化機能は季節によって変わります。さらに、季節は3つのドーシャのうちの1つに支配されていますから（p.136-137を参照）、それによって食べるべきものも影響されます。特定の季節に絶対食べてはいけないという食べ物はありませんが、ここにあげる食べ物は、その季節の食事のバランスをとるのに役立つものです。たとえば、甘味、辛味、苦味は、夏にピッタのバランスをとってくれます。

カパ（春）
たいていの人は、春には冬ほど食べ物を必要としません。健康な人は、この期間、週に1日断食をするべきだと考えるアーユルヴェーダの医師もいます（p.180-181を参照）。

- 辛味、苦味、渋味を中心にします。
- 酸味の強い食べ物は避けます。
- この季節は、体が余分なカロリーに対処しにくいので、甘い食べ物はとらないようにします。
- 眠るのは夜だけにして、昼寝はしないようにしましょう。

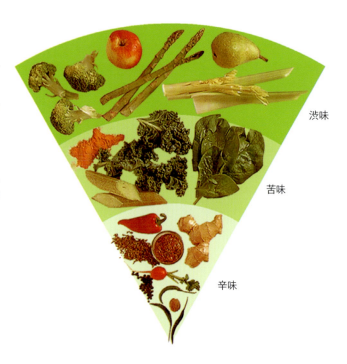

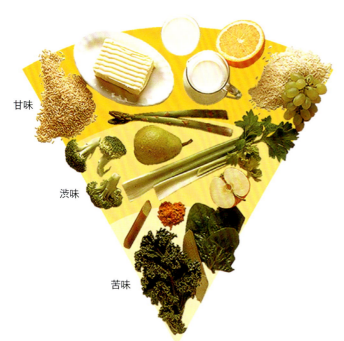

ピッタ（夏）

夏には、熱いものではなく、温かい、ないしは冷たい食べ物を中心にします。

- 冷たくて柔らかい食べ物は、体を冷やします。熱を発する食べ物は避けましょう。
- 甘味、苦味、渋味のものを選びます。
- チーズ、ヨーグルト、トマト、レモン、あるいは辛いスパイスを使い、加熱は控えめにします。
- 食事の始めと終わりに、甘いものを食べましょう。
- アルコールは飲まないか、または弱いものにします。

食べ物と季節

ヴァータ（秋・冬）

冬の間は消化機能が高まります。代謝がよくなるので、重い食べ物も比較的楽に消化できます。ほとんどの人が、寒い季節には体（とヴァータ）が要求するたくさんの食べ物を、消費できるようになります。

- 甘味、酸味、塩味のものを選びます。
- ミルク、肉、蜂蜜、油、米など、季節に合った、元気のもとになる食べ物を選びます。
- よく加熱した、油っこい食べ物も適しています。

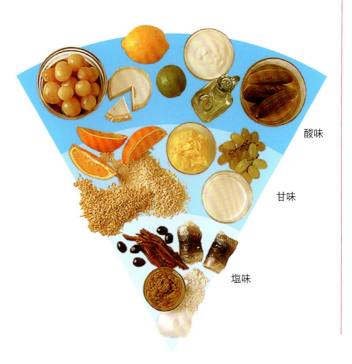

食べ物の分類

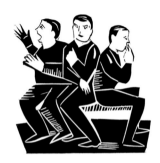

健康によい食べ物
めいっぱい元気になるには、
どのドーシャ型の人も、
食事にできるだけサトヴィックな
食べ物を取り入れなくてはなりません。

アーユルヴェーダでは、食べ物は大きく3つに分類されます。心の状態と同じ分類で（p.52-53を参照）、サトヴィック、ラジャシック、タマシック、あるいは純粋、刺激的、無知の3つです。この分類は、品質の高・中・低も表します。

人生の大半は、健康によいサトヴィックな食べ物を食べるようにするべきです。とくに、年をとってヴァータの時期に差しかかっている人（p.138-139を参照）にとっては重要です。サトヴィックな食事法は、正しく用いられれば、長寿と元気のもとになります。

サトヴィックな食べ物

この分類に入るものは、手に入る限り最高の品質でのものでなくてはなりません。新鮮な果物と野菜、ドライフルーツ、サラダ、レンズ豆、プレーンヨーグルト、ミルク、新鮮なバター、小麦、ライ麦、大麦、ヘーゼルナッツ、アーモンド、玄米、蜂蜜などが、この分類に入ります。体の健康を維持し、幸福感を高めてくれます。そのため、心の健康と精神にもプラスの効果があります。若さを保つためにも、サトヴィックな食べ物がおすすめです。

ラジャシックな食べ物

この分類の食べ物は、たとえ混ぜ物のない純粋な材料が使われていても、品質は中程度とされています。たんぱく質が豊富で、エネルギーを増進します。ラジャシックな食べ物としては、砂糖、肉、チーズ、魚、揚げ物、卵、ジャガイモ、その他の根菜類などがあります。甘いものもラジャシックです。

加工されているものもありますから、心や体にはあまり優しくありません。45歳くらいまでは、ラジャシックな食べ物もサトヴィックなものより少量なら許されますが、それ以降、ヴァータの年代が近づいたら、

毒素やアーマの蓄積を減らすために、余分なエネルギーは一切とらないようにする必要があるでしょう。

タマシックな食べ物

　私たちはみな、間違いなくこの種の食べ物を食べています。乾物（ドライフルーツを除く）、缶詰、加工食品、汚染された食べ物、ジャンクフードといった類です。アルコールも、ポテトチップ、ハンバーガー、調理済み食品、その他の保存料や香料が入ったものと同じように、タマシックなものです。完全に加工されたものはすべてタマシックと言えます。

　こういう食べ物はどういう影響を及ぼすのでしょうか？　一般的に、体のアンバランスを引き起こし、それが情緒と心の機能のバランスを崩すので、あらゆるレベルの健康にダメージを与えます。このアンバランスよって、精神の健康も害されます。

心の状態

口にする食べ物は気分に影響します。ですから、タマシックな食べ物よりサトヴィックなものを選べば、幸福感が増すでしょう。

ヴァータの食事
食材を慎重に選んで、
ヴァータが低いものを多くとる
食事を心がけましょう。

食べ物とドーシャ

すべての食べ物にはヴァータ、ピッタ、カパの特性があり、食事は体質のタイプに基づいて決めなくてはなりません。これから数ページにわたって、各体質のドーシャのバランスや、アンバランスになっているドーシャの低減に役立つ食べ物を紹介します。多様なものが必要な健康状態にある場合はとくに、どの食べ物が適切なのかを判断するのは難しいことです。アーユルヴェーダの医師に相談することをおすすめします。

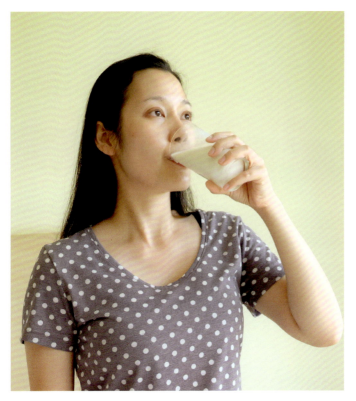

ヴァータ型
ヴァータ型の人——またはヴァータを減らしたい人——は、揚げ物をすべて避け、必ず一定の間隔をあけて食べるようにします。乾燥はヴァータの特徴です。バランスをとるために、ヴァータ型の人は、重い、油っこい、熱い食べ物、そして塩味、酸味、甘味をとるようにしましょう。

バランスをとるドリンク
飲み物も大切です。
自分のドーシャのバランスをとるのに
役立つ飲み物を選びましょう。

ヴァータ型におすすめの食べ物

● ハーブ・スパイス
バジル、ベーリーフ、黒カラシ、カルダモン、クローヴ、コリアンダー、クミン、イノンド、ウイキョウ、生ショウガ、マジョラム、ミント、ナツメグ、オレガノ、パプリカ、パセリ、ペパーミント、スペアミント、タラゴン、タイム、ターメリック、ヴァニラ

● 穀類・種
オート麦（加熱調理したもの）、カボチャの種、キノア、米、ゴマ、発芽小麦パン、ヒマワリの種、小麦

● 豆類
レンズ豆、緑豆、豆腐

● ナッツ
アーモンド、ブラジル・ナッツ、カシュー、ココナッツ、ヘーゼルナッツ、マカデミア、ピーカン、松の実、ピスタチオ、クルミ

● 肉・魚
牛、鶏、アヒル、甲殻類、小エビ、七面鳥。
ヴァータ型は肉や魚をたくさん食べるのがよいでしょう。

● 野菜
アーティチョーク、アスパラガス、ビートルート、ニンジン、ズッキーニ、キュウリ、サヤインゲン、リーキ、オクラ、タマネギ、アメリカボウフウ、カボチャ、ラディッシュ、ホウレンソウ（加熱調理したもの）、カブカンラン、サツマイモ、トマト（加熱調理したもの）、ミズガラシ

● 果物
アプリコット、アボカド、バナナ、ベリー、サクランボ、ナツメヤシ、生イチジク、グレープフルーツ、ブドウ、レモン、ライム、マンゴー、メロン、オレンジ、桃、パイナップル、プラム、ルバーブ、イチゴ

牛肉　鶏肉　卵

● 乳製品
カッテージチーズ、卵、牛乳、ヤギのチーズ、ヤギのミルク

● 油
ゴマ油

● 飲み物
果汁、スパイスティー、野菜ジュース、温かいミルク、白湯

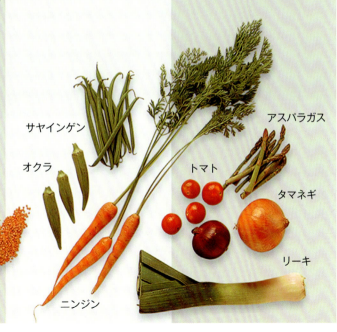

サヤインゲン／オクラ／米／ナッツ／豆類／ニンジン／トマト／アスパラガス／タマネギ／リーキ

ピッタの食事
ピッタはクールダウンする必要があり、
火が元素なので、
たいてい暑いときに増悪します。

ピッタ型の人は、このドーシャを増加させる熱いもの、スパイシーなもの、酸っぱいものはすべて避けなくてはなりません。揚げ物も食べないようにしましょう。できるだけ調理されたものより生のものを食べましょう。できればベジタリアンの食事を心がけてください。ピッタ・ドーシャは熱いので、ピッタ型の人はとくに夏には、冷却作用のある爽快なものを食べなくてはなりません。

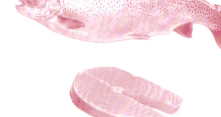

淡水魚
海水魚より淡水魚を選び、フリッターやフライなどの揚げ物は避けましょう。

健康によい食べ物
ピッタ型の人は、サラダ、果物、野菜をたっぷり食べなくてはなりません。ただし注意して選ぶこと。ピッタを増大させる果物や野菜もあります。

ピッタ型におすすめの食べ物

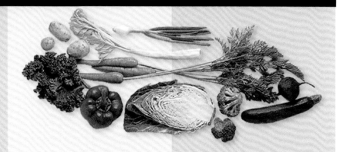

- **ハーブ・スパイス**
アロエ・ヴェラのジュース、バジル、シナモン、コリアンダー、クミン、イノンド、ダルス、ウイキョウ、生ショウガ、ミントの葉、スペアミント
- **穀類・種**
大麦、バスマティ米、亜麻仁、アメリカオオバコの種、餅、ヒマワリの種、小麦、小麦ふすま、白米
- **豆類**
小豆、黒豆、ササゲ、ヒヨコ豆、インゲン豆、レンズ豆、ライ豆、緑豆、ピント豆、大豆、干しエンドウ
- **ナッツ**
アーモンド、ココナッツ
- **肉・魚**
鶏、淡水魚、ウサギ、七面鳥、シカ
- **野菜**
アーティチョーク、アスパラガス、ブロッコリー、芽キャベツ、バターナットカボチャ、キャベツ、ニンジン、カリフラワー、ズッキーニ、キュウリ、セロリ、ウイキョウ、サヤインゲン、ピーマン、キクイモ、ケール、葉物野菜、リーキ、レタス、マッシュルーム、タマネギ（加熱調理したもの）、アメリカボウフウ、エンドウ、ジャガイモ、カボチャ、ホウレンソウ（加熱調理したもの）、カブ、カンラン、サツマイモ、冬カボチャ
- **果物**
リンゴ、アプリコット、アボカド、ベリー、サクランボ、ナツメヤシ、イチジク、グレープフルーツ、マンゴー、メロン、オレンジ、梨、パイナップル、プラム、ザクロ、プルーン、マルメロ、レーズン、赤ブドウ、スイカ
- **乳製品**
カッテージチーズ、ソフトチーズ、牛乳、薄めたヨーグルト、ギー、ヤギのミルク、無塩バター
- **油**
オリーブ、ヒマワリ、大豆、クルミ
- **飲み物**
冷水、ミルク、ミルクシェーク、果汁、野菜スープ、アルファルファ・コンフリー・タンポポ・ハイビスカス・ミントのお茶

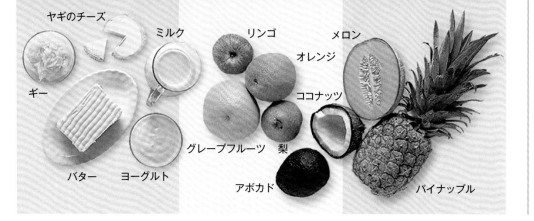

カパの食事

カパ型は温熱効果のある
加熱された食べ物にいちばんよく反応します。
夏季以外、冷却作用のある食べ物は
ほどほどにしておきましょう。

カパ型の人は、加熱した食べ物を中心に、サラダを添えた食事にしましょう。熱くてスパイシーなもの以外は、油脂を避けます。乳製品や甘味、酸味、塩味のものはカパを増大させます。カパ型の大半は、小麦や動物性の食べ物によい反応を示しません。辛味、苦味、渋味は、カパのバランスをとる働きがあります。カパ型の人は、カパが低い食べ物を選び、温かい食事を心がけましょう。

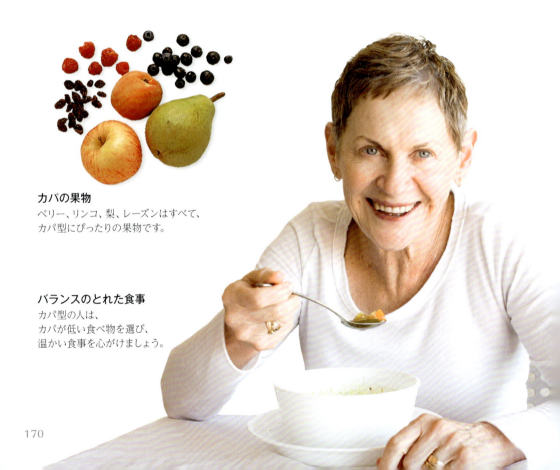

カパの果物
ベリー、リンゴ、梨、レーズンはすべて、
カパ型にぴったりの果物です。

バランスのとれた食事
カパ型の人は、
カパが低い食べ物を選び、
温かい食事を心がけましょう。

カパ型におすすめの食

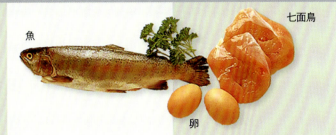
魚　七面鳥　卵

● ハーブ・スパイス
黒コショウまたはピッパリ、チリペッパー、コリアンダー、乾燥ショウガ、ニンニク、ワサビ、ミントの葉、マスタード、タマネギ、パセリ、ラディッシュ、その他の辛いスパイス

● 穀類・種
大麦、ソバ、トウモロコシ、クスクス、オート麦ふすま、ポレンタ、味付けしていないポップコーン、ライ麦、発芽小麦パン、炒ったカボチャやヒマワリの種

● 豆類
小豆、黒豆、ヒヨコ豆、ライ豆、ピント豆、赤レンズ豆、干しエンドウ、テンペ

● 肉・魚
卵、淡水魚、七面鳥、ウサギ、小エビ、シカ

● 野菜
アーティチョーク、アスパラガス、ナス、ビートルート、ブロッコリー、芽キャベツ、キャベツ、ニンジン、カリフラワー、ウイキョウ、サヤインゲン、キクイモ、ケール、リーキ、レタス、マッシュルーム、オクラ、タマネギ、エンドウ、ピーマン、ジャガイモ、ラディッシュ、ホウレンソウ、カブカンラン、スイートコーン、カブ、ミズガラシ

● 果物
リンゴ、アプリコット、ベリー、サクランボ、クランベリー、桃、梨、ザクロ、プルーン、レーズン

● 乳製品
低脂肪牛乳、ヤギのミルク、（または豆乳）

● 油
カラシ、ベニバナ、ヒマワリ

● 飲み物
ニンジンその他の野菜ジュース、クランベリージュース、ブドウジュース、マンゴージュース、スパイスティー（チコリ、シナモン、タンポポ）

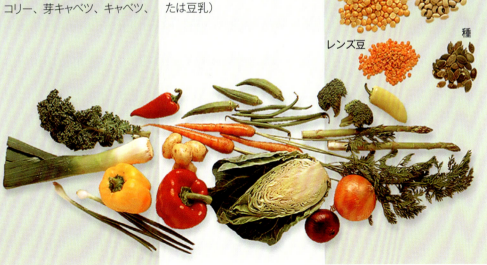
干しエンドウ　豆類　レンズ豆　種

アグニ——代謝の火

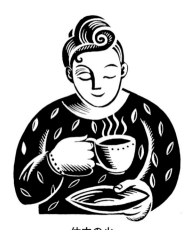

体内の火
アグニは西洋で代謝と呼ばれているものを指します。
アーユルヴェーダでは、
消化と代謝が健康に不可欠とされています。

アグニは消化の火で、これが正常に働いているときは、あらゆる機能が正常に保たれます。消化機能だけでなく、肝臓、膵臓、胆嚢、唾液腺など、食べ物を燃焼したり、変換したり、排出したりする過程に関わる、他の部位や力もカバーしています。アグニのバランスが崩れる原因はドーシャのアンバランスです。合わないタイプのものを暴飲暴食する、感情を解き放たずに抑えこむ、といった行動で引き起こされるのです。

カパの過剰でアグニが影響を受けると、消化作用が遅くなり、重苦しい怠惰な気持ちになります。一方、ヴァータが増えすぎると鼓腸や痙攣が起きたり、便秘と下痢が交互に現れたりします。アグニは、3つのマラ（p.64-65を参照）の効率的な排泄を確保する働きもしているのです。

アーユルヴェーダでは、スムーズな消化が健康への鍵とされています。消化不良によってアーマ——病気の原因とされている毒素——が生じます。体内のアーマは、舌を覆う白苔として見られますが、結腸を覆ったり、血管をふさぐ場合もあります。アーマは、アグニのアンバランスのせいで代謝のバランスが崩れると発生します。

体内のアグニの質に影響する要因はたくさんあります。食べる量や回数が多すぎる、消化に悪い食事をとる、健康によくないものを食べる、晩にたんぱく質をとりすぎる、といったことが、この火を衰えさせ、力を奪う原因になります。晩にメインの食事をとることも、食べながらの読書やテレビや言い争いと同様に、アグニを弱めるおそれがあります。

アグニを刺激する

　消化機能を刺激する食べ物やスパイスがあります。

● ショウガは、どんな体質の人でも、アグニを安定化させる働きをします。生のショウガがいちばんです。食事の前にショウガ湯を1杯飲んでみましょう。

● ギー、つまり精製バターは、ピッタ（火のドーシャ）を刺激せずにアグニを強めます。普通のバターの代わりに使えます。

● アグニを高めるスパイスは、黒コショウ、クローヴ、カルダモン、マスタード、ワサビ、カイエンヌ、シナモンなど、いろいろあります。

健康の力

アグニが最高レベルで作用しているとき、体細胞は栄養を吸収し、老廃物は燃やされ、食べ物は効率的に消化されます。その結果、全身が健康になり、適切な体重を維持できます。

食欲

心と体と精神のバランスがとれているときは、自然に正常な食欲がわくものです。生命エネルギーのバランスをとる働きがあるものを食べる習慣が身につくと、食事の時間だけ空腹を感じるようになるでしょう。良質でヘルシーな食事をとっているのに、食間にお腹が空く場合、その空腹はアンバランスの兆候と考えられます。

体の燃料
ヘルシーな食事をとっていれば、間食の必要性は感じないはずです。

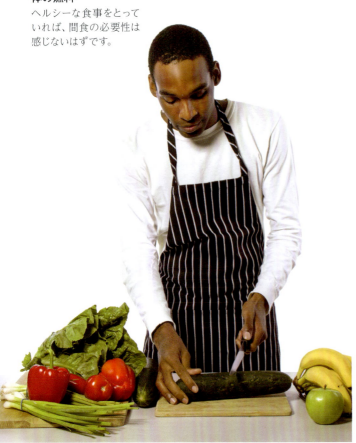

ドーシャと食欲

体質のタイプによって、食欲を感じる食べ物の種類は異なります。その食欲は強い場合も弱い場合も、その中間の場合もあります。

- カパ型の人の場合、食欲は控えめで波がなく、消化も規則正しく安定しています。消化が効率的なので、食べる量は少ないのが特徴です。

- ヴァータ型は食欲も消化も不安定です。生野菜のような渋味のある食べ物に魅力を感じるのですが、この体質の人は、温かい加熱された食べ物や、甘味、酸味、塩味でバランスがよくなります。

- ピッタが優勢な体質の場合、代謝機能が強く消化も良好で、食欲が旺盛です。たくさん食べたり飲んだりしたがり、辛いスパイスと冷たい飲み物を好みます。ピッタは、甘味、苦味、辛味でバランスがよくなります。

新鮮がいちばん

アーユルヴェーダ式の食事は、基本的にヘルシーで、新鮮な体によい食べ物をふんだんにとります。西洋の考え方でも、こういう食事は消化を助けるとされています。間違ったものを食べすぎたり飲みすぎたりして、アグニのバランスが崩れることが多いのです。

アンバランスの原因

食事が不規則だったり、質の悪いものを食べたりすると、ドーシャのバランスが崩れるおそれがあります。

- 不安定な食欲はヴィシャーマグニと呼ばれ、ヴァータ・ドーシャのバランスを崩し、消化を遅くするだけでなく、膨満感や重苦しさ、腹部の不快感、便秘、下痢、鼓腸、お腹がゴロゴロ鳴る、などの症状を引き起こします。

- 食欲過剰はティークシャナグニと呼ばれ、ピッタ・ドーシャのアンバランスを引き起こし、強烈な空腹感を覚えさせます。そのため、短時間に食べすぎる、急速に消化が進行して食べながら汗をかく、味覚や嗅覚が弱くなる、といった事態になります。

- 食欲不振はマンダーグニと呼ばれ、カパ・エネルギーのバランスを崩し、消化器官の正しい働きを妨げます。お腹が痛くなり、アグニが衰え、呼吸が苦しくなり、吐き気や嘔吐さえも起こり、全身の具合が悪いと感じたり、疲労感を覚えたりします。

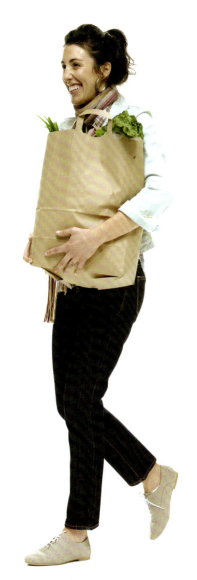

高品質
サトヴィックな食べ物を選ぶと、ドーシャのバランスを保つことができるため、食欲が安定します。

太りすぎの原因

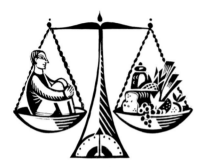

バランスをとる
バランスのとれたアーユルヴェーダ式の食事をとれば、正常な体重になり、それを楽に維持できます。

アーユルヴェーダ式ライフスタイルを取り入れ、ドーシャと現在の健康状態に合った食べ物を食べていれば、体重は自然なレベルに安定するでしょう。

太りすぎは体内のアンバランスの表れです。自分に合った体重を知るための道具はいろいろあります。アーユルヴェーダでは、肥満をはじめとする特定の健康上の問題を、「ぜいたく病」に分類しています。ぜいたくな心の状態とは、自分には浪費できる時間とお金があると信じている状態を指します。

理想体重は、体質に合ったものであることも忘れてはいけません。ですから、カパの女性がモデルのように細くなることは期待できませんが、ヴァータ型は平均よりやせているかもしれません。アーユルヴェーダでは、一般的に太りすぎよりはやせすぎのほうがよいとされています。けれども、脂肪が少なすぎても免疫系が弱くなってしまいます。

ドーシャのアンバランス

アーユルヴェーダによると、太りすぎにはさまざまな原因があります。

極端に食べすぎると、ヴァータとピッタの両方がバランスを失います。ヴァータが低レベルだと甲状腺がきちんと機能せず、代謝が不活発になります。ピッタが減ると脂肪細胞にカパがたまります。水分の停留が肥満につながることもあり、その原因はカパが優勢になりすぎるドーシャのアンバランスと考えられています。

体内のリンパを流れるヴァータ・エネルギーが不足すると、毒素が堆積して太りすぎにつながるおそれがあります。

間違った食事（たとえばタマシックな食事、p.164-165を参照）をしている人は、中毒や異常な渇望を引き起こすものを食べているかもしれません。ジャンクフードは

太りすぎの原因

そういう傾向があります。太りすぎで、体重を減らせない理由がわからない人は、自分が口にしている食べ物の種類を検討しましょう。

体重管理の味方

- グッグルは、肥満を防ぐハーブとして、アーユルヴェーダの古典すべてが強く推奨しています。ただし妊娠中に摂取してはいけません。

- トリファラ・チュールナ、トリファラ・グッグル、メドハー・グッグルは、太りすぎを抑えるのに使われる、マルチハーブ調合薬です。

- カレラ（ニガウリ）は、体重管理にぴったりの野菜です。アーユルヴェーダの原理にしたがって料理しましょう。

理想体重

アーユルヴェーダが目指すのは、体重のバランスをとること、つまり、本人の体質のタイプにとって健康的な体重を保つことです。やせすぎも太りすぎと同様に、ドーシャのアンバランスの兆候ですから、アーユルヴェーダでは深刻な問題とされます。体重の増減に役立つハーブ薬はいくつかありますが、アーユルヴェーダの医師に診てもらっても、体重を減らしたり増やしたりする薬は処方されません。その代わり、バランスのとれたヘルシーな食事法に従うことで、健康的なライフスタイルを取り入れる方法をアドバイスされるでしょう。

ドーシャのバランス

正常な体重に近づく第一歩は、食事法を徐々に変えて、ドーシャのバランスをとることです。過剰なカパは肥満の原因になるおそれがありますから、太りすぎる傾向のある人は、カパを減らす食べ物（p.171を参照）を食べるようにしなくてはなりません。これは見かけほど単純なことではないので、医師に相談しましょう。たとえば、ヴァータが刺激されているときに、カパを抑える食事をとり続けると、さらにアンバランスがひどくなりかねません。

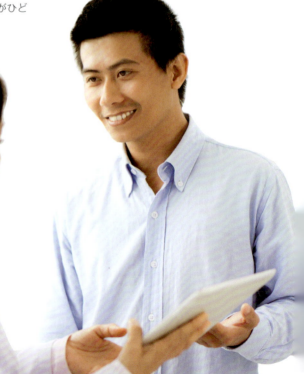

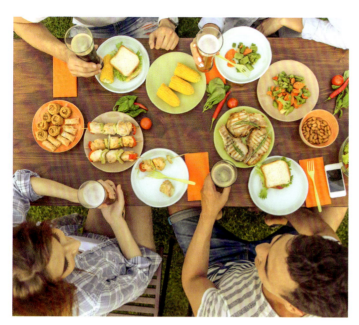

心の状態

多くのアーユルヴェーダ医師は、減量して健康的な体重を維持するためには、心を健全な程度に禁欲的な状態にする必要がある、と主張しています。つまり、どんな種類の浪費も、単なる無駄づかいだと認識することです。太りすぎの人の目標は、自分を改造することであり、単に減量するだけでなく、自分の内面や情緒の状態を改善するべきなのです。このほうが変化はゆっくりですが、アーユルヴェーダ医学の他の面と同じで、減量についても、せっかちな行動はたいてい長続きしません。

理想体重

食べるべきとき

食べる前に、次のガイドラインを考慮しましょう。空腹を満たす必要があるときだけ食べること。お腹が空いていなければ食べないこと。食べている間は腰を下ろし、食事をとっている間はほかのことをしない──たとえば、本を読まない、電話を取らない、おしゃべりをしないこと。

卵はカパを増やします。

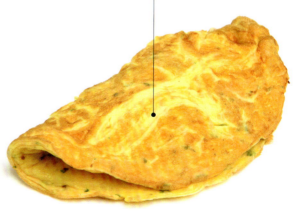

水分の停留

卵のようなカパの食べ物を取りすぎると、水分が停留して、肥満につながるおそれがあります。

断食

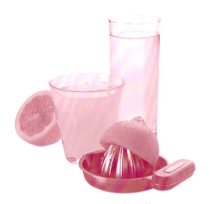

断食のための飲み物
自分のドーシャに合った野菜ジュースかハーブティーを選びましょう。
水とレモンジュースは解毒を助けます。

断食はアーユルヴェーダの重要な要素で、たくさんのメリットがあります。体を浄化してバランスをとる方法として効果的です。体から毒素を取り除き、アグニ、つまり代謝の火をかき立てるので、さまざまな病気の治療にも役立ちます。

正常で健康な人は、週に1日断食をするのがよいと言うアーユルヴェーダの医師もいます。けれども、春に1度断食をするだけでも、毒素を食い止めるのには十分な場合が多いのです。解毒はアーユルヴェーダ医学の中心的要素で、断食のほかにもマッサージ（p.78を参照）など、体から毒素を取り除く方法はあります。断食をしているときはアグニがとても強くなり、そのエネルギーを向ける食べ物がないので、体内にある毒素を燃焼させるのです。

断食にはさまざまなやり方があります。水の断食、あるいはジュースやお茶、スープを使う断食でもかまいません。ただし忘れてならないのは、断食を始める前に、自分が十分健康であることを確認することです。つまり始める前に、アーユルヴェーダの医師か、かかりつけの医師に健康診断をしてもらう必要があります。

たくさん飲む

断食をしているときは、毎日1〜2リットルの飲み物を、必ず飲んでください。断食の日に飲んでもかまわない飲み物は、水（生水、濾過した水、湧き水）、ラズベリーやヤクヨウニンジンなどのハーブティー、野菜ジュース、レモン果汁の水割りです。

レモン果汁はかまいませんが、果物のジュースは断食中に飲むとアーマを増やしますので、おすすめできません。しかも果物のジュースは血糖値を乱すおそれ

があります。

ハーブティー

　断食中にお茶の形でとってもかまわない
ハーブには、ピッパリ、黒コショウ、カイ
エンヌ、ショウガ、バジル、カルダモンな
ども挙げられます。排泄作用が促されます。

　ただし、これらのお茶やハーブを食事に
加える場合、必ずアーユルヴェーダの医師
に相談しましょう。解毒を助けるアーユル
ヴェーダのお茶は、パックのものを健康食
品の店で買うことができます。

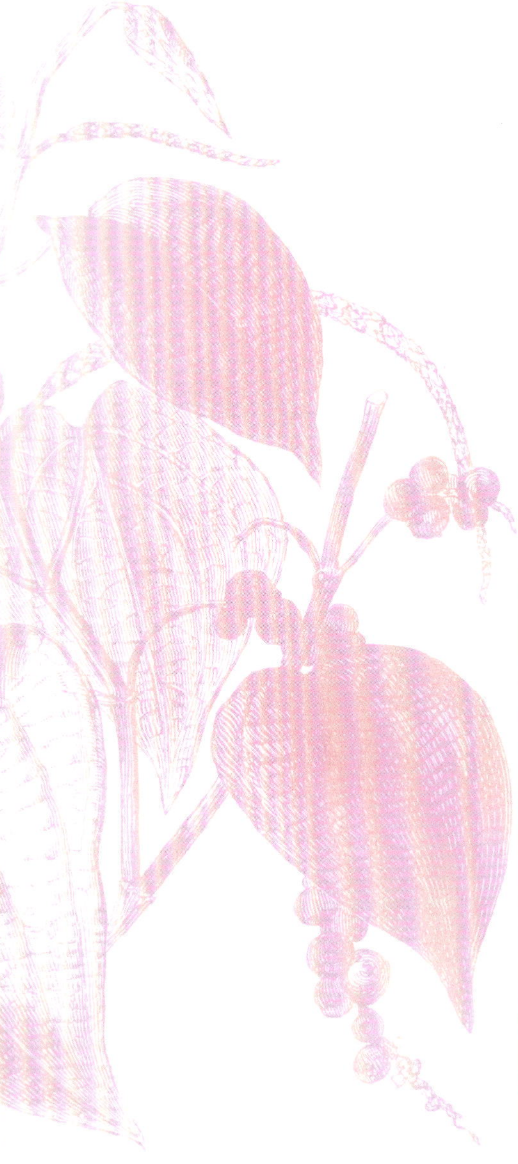

断食の期間

カパ型の人は、長めの断食——たとえば1週間
くらいまで——がよいでしょう。ヴァータと
ピッタの人は、1回に3日より長くやってはい
けません。繰り返しますが、断食を始める前に
必ず、免許のあるアーユルヴェーダまたは西洋
医学の医師に、健康状態をチェックしてもらっ
てください。

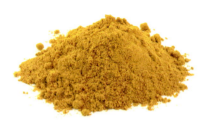

万能薬

ターメリックは、
3つのドーシャすべてに役立つスパイスです。
週に2、3回、食べ物に加えましょう。
好きな人はもっと頻繁に使ってもかまいません。

薬になる食べ物
どんなに健康的なライフスタイルや食事を実践していても、時にアンバランスになることは避けられません。そればかりか、習慣を改め、エネルギーが落ち着き始めていても、具合が悪いと感じるときもあるかもしれません。さまざまなスパイスや食べ物を使って、健康のためのバランス作用を促進し、体と心と精神に健やかで安らかな感覚を取り戻すことができます。

ショウガ

乾燥ショウガを適度に摂取すると、3つのドーシャすべてのバランスをとることができます。生ショウガはピッタを増やします。ショウガは食欲を刺激し、アグニを強め、鼓腸やお腹の張りを和らげ、乗り物酔いを防ぎ、慢性の下痢を治します。

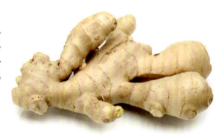

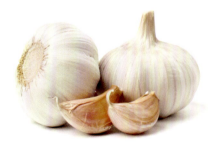

ニンニク

ヴァータとカパのアンバランスは、ニンニクで軽減することができます。ニンニクは、消化や血行、組織の栄養を高め、有害なバクテリアを殺し、記憶力を高め、乾燥肌、疝痛、咳、心臓疾患、喘息、消化不良を改善します。

ターメリック

ターメリックを外用または内服することで、血液と心を浄化し、3つのドーシャのバランスをとることができます。ターメリックには、血液を落ち着かせる働きもあります。傷口に塗ると、出血が止まります。天然の抗生剤として、腸内細菌叢を守り、胆汁の生成を促進します。

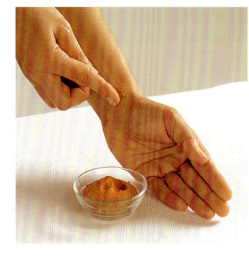

タマネギ

心臓を刺激するタマネギは、胆汁の生成を促進し、血糖値を下げます。朝、中位の大きさの紫タマネギ1個分の絞り汁を、大さじ1の蜂蜜に混ぜて飲むと、強心剤の効果があります。タマネギのみじん切りの匂いを嗅ぐと（左）、頭痛や吐き気を和らげることができます。

体質に合った食事

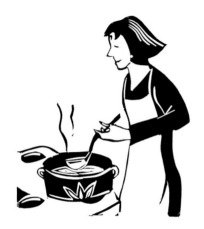

みんな他人と違う
あなた個人のニーズとドーシャに合わせて、
食事のし方を改めましょう。

アーユルヴェーダ式食事法には、複雑な理論がたくさんあるようで、新しい食事プログラムを開始する前に、資格のある医師のアドバイスを受ける必要があるように思えるかもしれません。けれども、これさえ知っておけばアーユルヴェーダ式食事法がよくわかって実践しやすくなる、という基本原則がたくさんあるのです。

まず何より、自分に優勢なドーシャのバランスをとり、落ち着かせ、他のドーシャを奮い立たせる食べ物を選ぶことです。カパ型の人は、体内のカパを減らして、ピッタとヴァータを刺激する食べ物を選びます。ピッタ型の人は、ピッタを静めてカパとヴァータを刺激するもの、ヴァータ型の人は、ヴァータを静めてカパとピッタを刺激するものを選びましょう。各ドーシャにおすすめの食べ物は、166〜171ページにリストアップされています。

食事は季節に合わせて調整しましょう。季節は食事全体にとって重要です。時季に応じて、自分の体質に合った食べ物を選ぶ必要があるのです。

ヴァータ型

栄養価が高いもの、重いもの、油を含むもの、熱いものを食べましょう。米、パスタ、温かいミルク、クリーム、温かいパンはすべて、ヴァータのバランスをとるのに役立ちます。サラダや生野菜などの冷たい食べ物や冷たい飲み物は、ヴァータを強めますから避けなくてはなりません。塩味、酸味、甘味のあるものを選びましょう。加熱調理された、こなれのよい、温かい食事をとって、アグニを安定させます。

ピッタ型

　とくに夏には、冷たくて爽快な食べ物を選びましょう。塩、油、辛い調味料や食べ物など、熱を高くするものはすべて避けます。食事に苦味と渋味を加えて、食欲を抑えましょう。食事を抜かないこと。

カパ型

　しつこいもの、脂肪の多いもの、冷たいものは避けましょう。食べすぎるとエネルギーのバランスが崩れます。軽く調理した低脂肪の料理を、新鮮な果物や生野菜をたくさん付け合せて食べましょう。カパ型のキーワードは、あっさり、乾燥、熱い、の3つです。辛味、苦味、渋味がカパのバランスをとります。カパ型の人だけは、食事を抜くことができます。

受 診

食事はアーユルヴェーダの大事な要素です。自分の健康状態やドーシャ、その他の要因に応じて、必要なものを確実に摂取するために、医師の指導が必要な場合もあります。

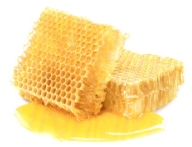

癒しの蜂蜜
冬に蜂蜜をたくさん食べると、
毒素の蓄積を防げます。

解毒

アーユルヴェーダでは、食べ物と飲み物が非常に重要視されていますが、体の解毒作用を助ける力を持った食べ物がたくさんあります。解毒は、ドーシャのバランスを保つために、定期的に行われなくてはならない作用です。解毒によってネガティブなドーシャの影響が取り除かれ、体は蓄積されたアーマから解放されます。

マッサージ
解毒プログラムの一環として、セルフマッサージを日課に取り入れることを考えてみましょう。自分のドーシャ型に合ったオイルを使います。マッサージは毒素を皮膚の下から動かし、体がそれを排出するのを助けます。マッサージの後に熱い風呂に入ると、不純物を汗で流すことができます。マッサージは、リンパの循環の詰まりも取り除きます。

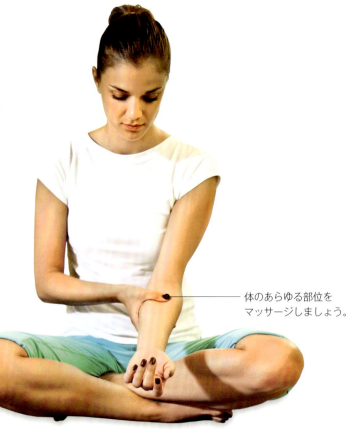

体のあらゆる部位を
マッサージしましょう。

解毒

冬季
どんなドーシャ型の人も、冬の間は活力を増進するものを食べるようにしましょう。

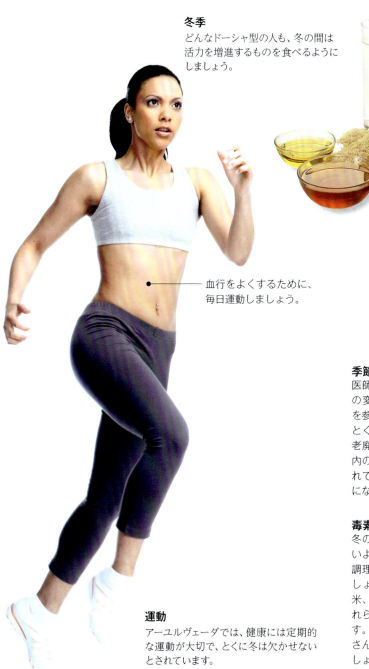

血行をよくするために、毎日運動しましょう。

運動
アーユルヴェーダでは、健康には定期的な運動が大切で、とくに冬は欠かせないとされています。

季節に合わせた習慣
医師は、解毒によって体を季節の変化に備えさせる（p.70-75を参照）ことをすすめます。春はとくに注意が必要です。冬には老廃物も皮膚の下に蓄積し、体内のエネルギーの通路がふさがれてしまい、これが病気の原因になりかねません。

毒素の蓄積を抑える
冬の間にあまり毒素がたまらないように、温熱効果のある加熱調理された温かいものを食べましょう。食事に肉、蜂蜜、油、米、ミルクを取り入れます。これらの食べ物は活力を増進します。白湯や温かい飲み物をたくさん飲んで、暖かい服装をしましょう。

家庭での解毒

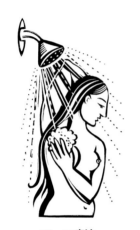

アーマ療法
定期的な自己解毒は心身を健やかにし、
病気の予防に役立ちます。

自分で解毒を行うことをアーマ療法と言います。代謝の排泄物、環境による汚染物、そして消化されなかった食べ物であるアーマを、解毒するのが目的だからです。体内にアーマが堆積すると導管がふさがって、深刻な病気にかかったり、全身の具合が悪くなって、疲れを感じる場合があります。アーマは感情的な問題が解決されないために生じることもあり、そういう問題に対処し、治療に瞑想を取り入れると、どんな解毒プログラムも効き目が増すでしょう。

障害物を取り除く

本書でおすすめしている一連の活動は、まず解毒をしてから実践するほうが効果的です。毒素と老廃物を排出すると、エネルギーがスムーズに体内を流れて、癒し、調和、回復の機能を果たします。解毒をしないと、たとえ最高の療法を施しても、アーマによる障害物によって効果が妨げられてしまいます。解毒をしているときは、必ず習慣的に温浴をして、毒素と細菌を毛穴から追い出し、体内の毒素を効果的に取り除きましょう。

食事による解毒

次に紹介するアーマを減らす食事法は、5〜10日間実践できます。ただし、食事内容が大幅に変わる場合は、必ず事前に医師の診断を受けてください。

朝 コップ1杯の湯に、絞りたてのレモン汁を大さじ2と蜂蜜大さじ2を混ぜて飲みます。できれば何も食べないのがよいのですが、お腹が空いている場合は、絞りたてのフルーツジュースを1杯飲みましょう。

昼食 あっさりした温かいものを食べます。自分のドーシャ型に合った、新鮮で体によいものを食べるようにしましょう。食

べる量は必要なだけにします。タマシックな食べ物（p.165を参照）は、この解毒プログラムの間はメニューからはずし、サトヴィックな食べ物にこだわりましょう。1日の中で、昼食をメインの食事にします。食べている間は静かにすわりましょう。

夕食 できれば晩は食べないようにします。お腹が空いたら、米と野菜のスープを少しか、フルーツジュースだけにしましょう。このときも、本質的にサトヴィックなものだけをとるようにします。

食間に空腹を感じたら、新鮮な野菜ジュースを飲みます。とくにニンジンジュースがおすすめです。1日中、浄化のために白湯を飲みましょう。この食事法を終えたら、他の食べ物をとります。以前の食習慣に戻らず、サトヴィックな食べ物をできるだけたくさん食べ続けましょう。

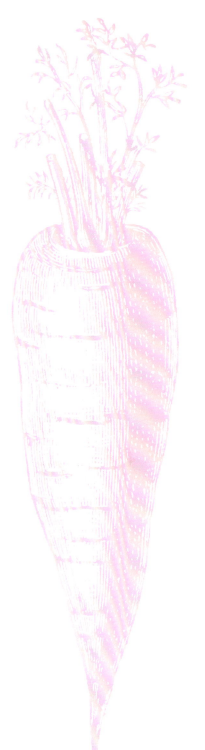

野菜

解毒には、絞りたての野菜ジュースや軽く加熱した新鮮な野菜が大切ですから、毎日の食事に取り入れましょう。

医師の指導か、自己治療か

　これまでの解説でおわかりのように、アーユルヴェーダは単なる医学体系ではありません。ライフスタイルのほぼあらゆる面を改め、豊かで活気あふれる永続的な健康に向けて努力する必要があるのです。けれども、いくら自分で自分に気配りをしても、医学的治療が必要になることもあります。そういうときにはアーユルヴェーダの医師がとても頼りになるのです。ライフスタイルの修正に関するアドバイスのほかに、健康のバランスをとり、病気を防ぎ、健康上のトラブルが起こったときはそれを治療するために、さまざまな処置を施してくれます（そのうちのいくつかは本書で説明してきました）。

　しかし、医師の診察を受ける前や受けた後、自宅にいながら自分でできる処置もいろいろあります。本章では、受診するときの心構えと、自分でできる手当てについてお教えしましょう。

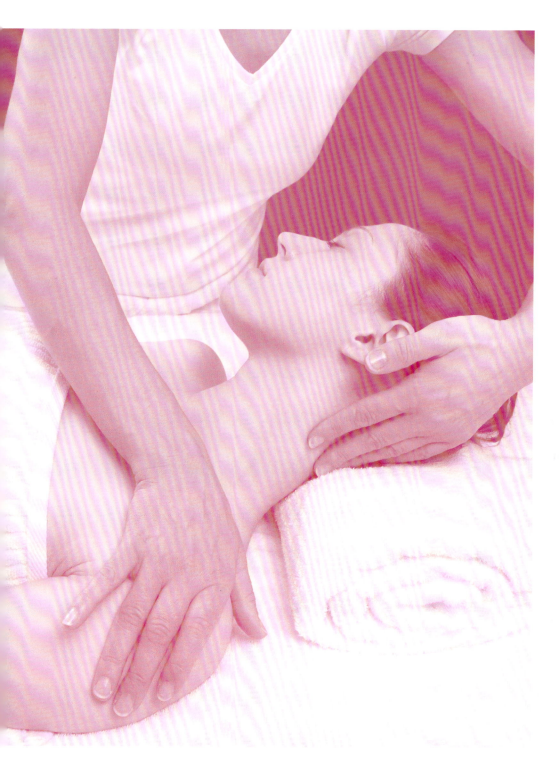

医師の診察

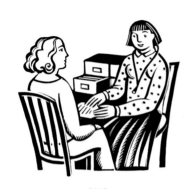

相談
受診するときは覚悟を決めて、
自分の症状や習慣について包み隠さず話しましょう。

アーユルヴェーダの医師は、患者一人ひとりに異なる治療を施します。そのため、治療を始める前に、本人やそのライフスタイルについて、たくさんのことを知る必要があります。医師はまず、患者の体質のタイプ（p.196-197を参照）を判定します。一般的にほとんどの医師は、患者を視診し、さまざまな兆候を確認するだけで、その体質を見極めます。アーユルヴェーダは完全な医学体系ですから、医師は、心、体、情緒いずれの問題でも解決できると言います。アーユルヴェーダはとくに、過敏性大腸症候群、便秘、消化不良、その他たとえば、湿疹、むくみ、血行不足など、不適切な食事で起こるような病気に効き目があります。

治療を受ける場合は必ず、インド、イギリス、その他の国の認可された大学で、きちんと学位を取ったアーユルヴェーダの医師を訪ねてください。不適切な治療は心身を損ないかねませんから、自己流のアーユルヴェーダ医師から治療を受けてはいけません。

診療の回数

健康を維持するためには、定期的に受診するのがよいでしょう。アーユルヴェーダ医学の中心は予防ですが、病気や障害の治療も行います。特定の病気を治療するのに必要な診療の回数は、年齢、ドーシャのアンバランスの性質、その重大さや期間など、いくつかの要因に左右されます。過敏性大腸症候群のような症状は、2～6回の診療でよくなりますが、副鼻腔炎は5～10回かかるかもしれません。

医師の診察

心構え

　ほとんどのアーユルヴェーダ療法は、とても気持ちよくて穏やかです。医師は運動、適切な食事、ハーブ薬、外からあるいは中からの解毒プログラムをすすめるでしょう。場合によっては、マルマ療法や宝石療法、あるいは瞑想とヨーガによるリラックス法を実践するように言われます。アーユルヴェーダのすそ野の広さに驚かされるかもしれません。

よい医師の条件

アーユルヴェーダの医師は、医学的経験が豊かなだけでなく、次の条件を満たす高潔な人でなくてはなりません。

● 心身が清らかであること。

● 幅広い知識と優れた医学的教養を身につけていること。

● 臨床の経験を積んでいるだけでなく、医学の理論と実践両方の教育を受けていること。

アーユルヴェーダの診察

ほとんどの場合、初診は問題点の診断が中心で、1時間ほどかかります。まず、あなたの健康状態とライフスタイル、それに両親の健康状態について、詳しく質問されます。これらの要因は、あなたのドーシャの状態に反映されるのです。たいてい問診が診察時間の約3分の1を占めます。医師はあなたの目、舌、爪などの兆候も診察します。

患者についての質問
医師はあなたのプラクリティ（バランスのとれた状態）を判断するために、幼少時代や10代の頃のことを訊ねます。ライフスタイル、食事、仕事、社会的行動、症状、好き嫌いなどに関する情報も、診断に役立ちます。さらに消化力、食欲、便通についても質問されるでしょう。

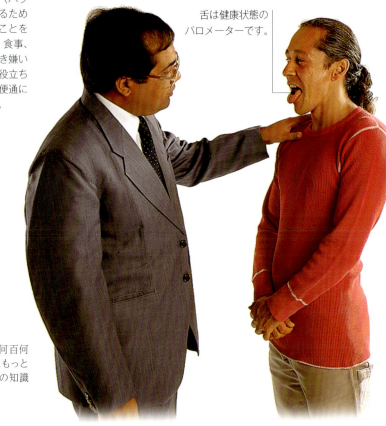

舌は健康状態のバロメーターです。

経験と知識
アーユルヴェーダの医師は、何百何千という人たちを癒し、さらにもっと多くの病気を防いでできた療法の知識を活用しているのです。

アーユルヴェーダの診察

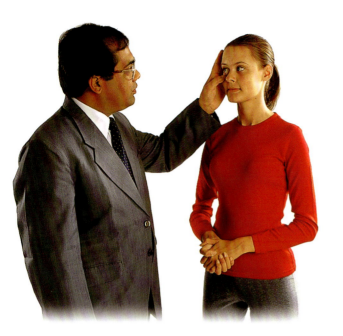

ライフスタイルを変える
アーユルヴェーダの医師は、健康な状態を長続きさせることを目標にしています。この目標を達成するには、あなたがライフスタイルを変える必要があるかもしれません。飲みすぎ、働きすぎ、睡眠不足など、不調和の原因になっている行動はすべて止めなくてはならないでしょう。

目を見る
目はアンバランスや不健全な活動の兆候がはっきり表れる場所です。

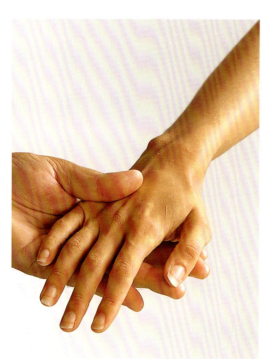

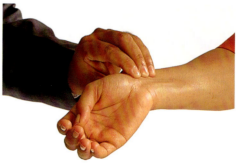

脈診
脈はドーシャによって異なりますから、診断に役立てるために脈診が行われます。

指先
手指は五元素を象徴していて、健康状態を知る手がかりになります。

身体検査

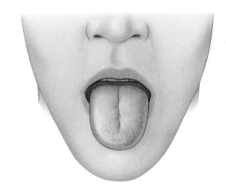

兆候を読みとる
診察中は、舌から爪まで
あらゆるものが検査されます。

アーユルヴェーダの医師による身体検査には、およそ30分かかるのが普通です。あらゆる部位を念入りに調べられるので、びっくりするかもしれません。診察には10段階（次ページの囲みを参照）のものと8段階のものがあり、両方行われる場合もあります。8段階の診察で、病気の性質と患者の全般的なコンディションを知ることができます。全身の外観、舌、皮膚、声、脈、目、尿、便が検査されます。

身体的兆候

たとえば舌を見れば、ドーシャと全身の健康状態について、たくさんのことがわかります。カパ型の舌には白苔があり、ピッタ型の舌は黄色っぽくて赤く、ヴァータの舌は非常によく動きます。手にもドーシャのアンバランスに関する重要な情報が示されます。医師は手の指を見て、患者の体内の五元素（および関係している部位）がそれぞれどうなっているかを知ります。親指は空と脳、人差指は風と肺に関係があり、中指は火で、腸の健康状態を示します。薬指は水（とそれに関係がある腎臓）につながり、小指は地と心臓を象徴しているのです。

アーユルヴェーダの医師は脈を診ます。脈診はナディ・シャストラと呼ばれ、両手首の橈骨動脈上の3つの脈拍ポイントを触診します。3つのポイントはそれぞれ1つのドーシャに対応しています。人差指を置く場所がヴァータ、中指がピッタ、薬指がカパです。ヴァータが優勢な脈は、不規則で滑るような動きなのでヘビの脈と呼ばれ、ピッタの脈はカエル、カパのしとやかな脈は白鳥と呼ばれています。この3つのポイントには、32に及ぶさまざまな性質があり、各器官の状態から血液の質、五元素

に関係するドーシャにいたるまで、健康状
態に関する非常に重要な情報がわかります。

10段階の診察

より詳細な診察で次の項目が検討されます。

● 体質（プラクリティ）

● 病気の状態（ヴィクリティ）

● 組織の活力（サーラ）

● 体のサイズ（プラマーナ）

● 体格（サンハナナ）

● 適応力（サートミヤ）

● 気質（サットヴァ）

● 消化能力（アーハーラ・シャクティ）

● 運動能力（ヴヤヤーマ・シャクティ）

● 年齢（ワヤフ）

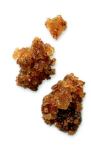

薬
アーユルヴェーダでは何千種類もの天然薬が使われています。グッグルは抗炎症薬として用いられます。ただし、妊娠中には使用しないでください。

病院治療

パンチャカルマのように、数日間続けて治療を施すため、患者をかなり拘束しなくてはならない療法もあります。そういう療法は、患者が治療の一部を受け損なったり、他の療法と混同したりすることがないように、病院のような管理された環境のほうが施しやすいかもしれません。

すべての領域
ほとんどのアーユルヴェーダの病院では、アーユルヴェーダのハーブや薬はもちろん、あらゆる領域のアーユルヴェーダやヨーガの療法を受けることができます。たとえばロンドンにあるアーユルヴェーディック慈善病院では、2000以上の薬剤や粉薬やオイルを在庫しています。使われるのは、認可を受けた天然のハーブによるアーユルヴェーダ処方薬だけで、使う当日に調剤されます。

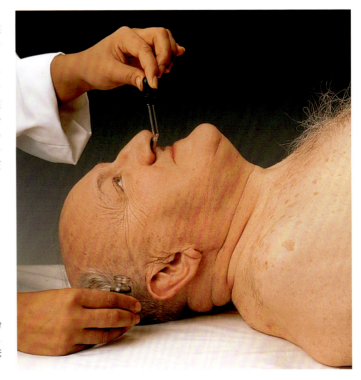

ナスヤ療法
ナスヤでは、薬用のオイルまたは粉末を点鼻します。カパが原因で起こる頭部の不調によく用いられる療法です。

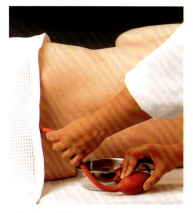

バスティ療法
ヴァータの過剰による疾患を治療するのに、ハーブオイルの浣腸剤または潅水が使われます。

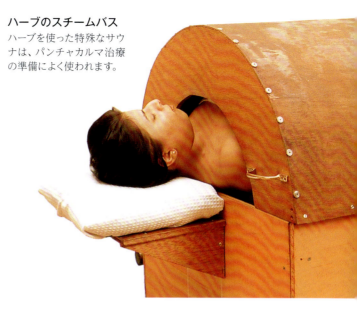

ハーブのスチームバス
ハーブを使った特殊なサウナは、パンチャカルマ治療の準備によく使われます。

病院で治療が行われる病気

次に挙げる病気は、病院で治療するのが効果的でしょう。

- リウマチ性関節炎、痛風、その他の免疫疾患
- 変形性関節炎、退行性関節炎
- 座骨神経痛
- 肩関節痛症候群、凍結肩
- 腰痛、脊椎炎
- 半身不随、対麻痺
- 顔面麻痺
- 一般的な不安症、うつ
- 肥満
- 糖尿病

- 慢性痛、頭痛、偏頭痛
- パーキンソン病
- 気管支喘息
- 酸性消化不良
- アルコール依存症・中毒
- 便秘、鼓腸、ガス
- 慢性下痢
- 皮膚病
- 肝臓病、肝臓・脾臓肥大
- 冠状動脈障害

アーユルヴェーダの病院

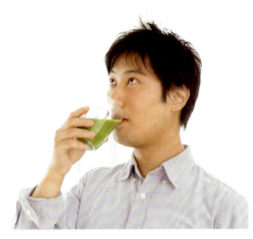

体の浄化
ヴィレーチャナ療法では、
下剤か通じ薬を飲んで、
過剰なピッタを排出します。

インドでは、西洋医学が取り入れられるようになったにも関わらず、アーユルヴェーダ医学は民間に支持されており、西洋で教育を受けた医師がアーユルヴェーダの医師と一緒に働いている地域がたくさんあります。

けれども、西洋初のアーユルヴェーダの病院がイギリスで開業したのは、2000年のことです。ロンドンを本拠地とするアーユルヴェーディック慈善病院は、西洋医学では改善がみられない病気を患っている人たちの治療を目的としています。この病院で患者は、高度な教育を受けたアーユルヴェーダの医師から、あらゆるアーユルヴェーダ治療を、無料で受けることができるのです。資金は寄付でまかなわれ、国籍、人種、宗教を問わず、世界中のどんな人でも施設を利用できます。

患者は完全な居住看護を受けるだけでなく、食事療法や生活改善、そして解毒療法が続けて何日間か施される間、綿密な監督の下に置かれます。ヨーガ療法も行われています。

何を治療するか

この病院では、喘息、リウマチ性関節炎、大腸炎、リウマチ性多発筋痛（PMR）、うつ、前立腺炎などの、慢性的な病気を治療します。ここで行われる治療には、西洋医学で用いられる薬物に伴う副作用は一切ありません。

この病院では、心臓発作、緊急手術が必要な病気、急性の疾病や感染症は治療しません。

症例

キャロル・ジョンソンが、進行性運動神経疾患で病院を訪れたのは、51歳のときでした。立つことも、手足を動かすことも、話すことさえできなかったのです。筋肉の衰えが著しく、さらに進行していたうえ、彼女は病床で抑うつ状態でした。神経科医の治療を受けていましたが、症状にはあまり改善がみられず、服用していた薬の副作用に悩まされていました。

アーユルヴェーディック慈善病院の医師は、彼女がカパ・ヴァータ型で、ヴァータがアンバランスになっていることを確認しました。そして3週間にわたって、さまざまな治療、とくにナスヤ療法を施しました。3日のうちに目立った変化が現れ、治療が進む間も変化は続きました。日増しに言葉がはっきりしてきて、週を追うごとに手足が動くようになったのです。よくなっていることがわかって、キャロルは希望を持つようになり、うつ状態から抜け出していきました。

退院のときにはベッドから起き上がり、支えなしに立って、7歩8歩と補助なしに歩き、2言3言はっきり話すことができたのです。そしてもはや抑うつ状態ではありませんでした。

アーユルヴェーダの学位

アーユルヴェーダの医師はほとんどがインドで教育を受けますが、最近、イギリスをはじめ他の国でも学位取得のカリキュラムが組まれています。この古代の治療術への関心が高まっている証拠と言えるでしょう。

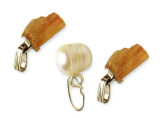

自然のエネルギー
宝石には地球の
自然のエネルギーが含まれていて、
人の健康に影響を及ぼします。

アフターケア

診療が終わっても、引き続き心身への気配りを最優先しなくてはなりません。医師がやり方をアドバイスしてくれるでしょう。一般的には、手始めに毎日の日課を決め、セルフマッサージをするのがおすすめですが、精神や体の求めるものに気を配る方法はほかにもあります。瞑想、ヨーガ、そして良質の食べ物などはすべて、毎日の生活に取り入れるべきでしょう。宝石を使ってエネルギーレベルを変えることもできます。

瞑想
瞑想（p.122-127を参照）をしなければ、アーユルヴェーダ医学の真の治癒力は引き出されません。瞑想によって奥深い静寂の状態に到達することができます。そうなると心が精神へ、精神的潜在性へと、内側に向かうのです。瞑想は若返りにつながり、心と精神を1つにします。

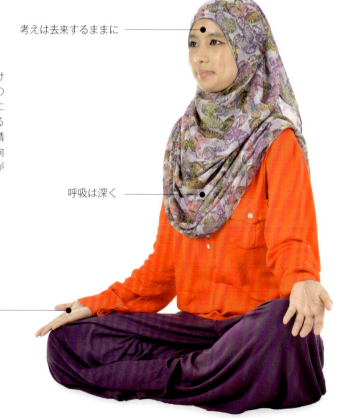

考えは去来するままに

呼吸は深く

手は静かに膝に

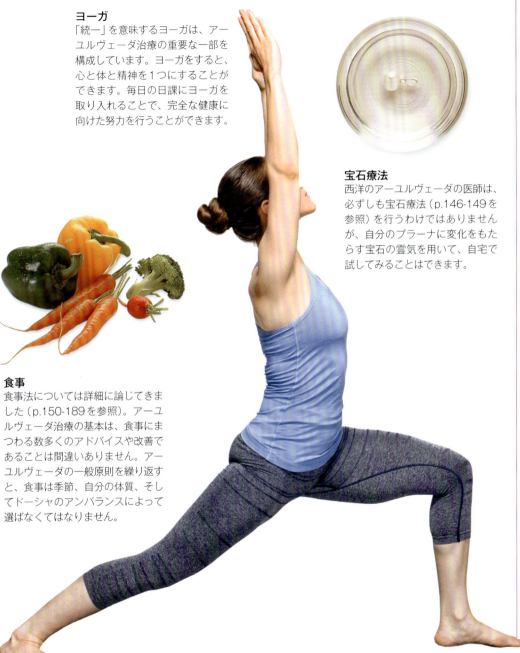

ヨーガ
「統一」を意味するヨーガは、アーユルヴェーダ治療の重要な一部を構成しています。ヨーガをすると、心と体と精神を1つにすることができます。毎日の日課にヨーガを取り入れることで、完全な健康に向けた努力を行うことができます。

宝石療法
西洋のアーユルヴェーダの医師は、必ずしも宝石療法（p.146-149を参照）を行うわけではありませんが、自分のプラーナに変化をもたらす宝石の霊気を用いて、自宅で試してみることはできます。

食事
食事法については詳細に論じてきました（p.150-189を参照）。アーユルヴェーダ治療の基本は、食事にまつわる数多くのアドバイスや改善であることは間違いありません。アーユルヴェーダの一般原則を繰り返すと、食事は季節、自分の体質、そしてドーシャのアンバランスによって選ばなくてはなりません。

アーユルヴェーダと西洋医学

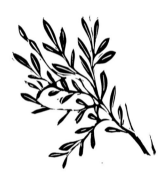

自然のバランス
アーユルヴェーダでは、
自然の治療薬と療法を用いて、
体の自己治癒力を刺激します。

アーユルヴェーダと西洋医学の基本的な違いを理解することは大切です。西洋の逆症療法医学は一般に、症候学と疾病に集中する傾向があり、主に薬と手術を用いて、体から病原菌や病んでいる組織を取り除きます。このアプローチによって、多くの命が救われてきました。事実、アーユルヴェーダにも手術の分野があります。けれども薬物は毒性があるため、しばしば体を衰弱させます。アーユルヴェーダは疾病だけに注目するのではありません。あらゆる生命はバランスのとれたエネルギーによって支えられなくてはならない、と考えます。ストレスが最小限で、体内をエネルギーがバランスよく流れているとき、体の生来の抵抗力が強まり、楽に病気を防ぐことができるのです。

西洋医学

アーユルヴェーダは西洋の逆症療法医学の代わりになるものではありません。

病気の進行や深刻な症状への対処法として、薬物や手術が最適な場合もたくさんあります。アーユルヴェーダを西洋医学と連携させて用いることで、病気にかかりにくい状態にしたり、投薬や手術で弱った体を強くすることができるのです。

アーユルヴェーダは、西洋医学では治せなかった喘息や湿疹などの病気の治療にも効果を発揮することがあります。重症のときは、最初は従来の薬物をアーユルヴェーダ治療と併用し、その後だんだんに減らしていく場合もあります。

アーユルヴェーダと西洋医学

アンバランス

　多くの病気は私たちの生活のどこかにアンバランスを引き起こすのですが、このことを西洋医学はしばしば見落としています。病気の根本原因を治療しようとするアーユルヴェーダのほうが、従来の医学より効果を上げる場合があり、治療後もライフスタイルを維持する策を講じれば、その効果は永続する可能性があるのです。

　アーユルヴェーダは、従来の医学では治療できないような、多くの些細な健康上のトラブルに対して本領を発揮します。そういう症状も、病気と考えるほど悪くはなくても、やはり不快です。そういう状況のときに私たちが経験しているのは、ほとんどがアンバランスなのです。そしてアンバランスの治療こそ、まさにアーユルヴェーダの得意技といえるでしょう。

独特の洞察

アーユルヴェーダでは、人生のさまざまな局面に対する反応は人それぞれで、一人ひとり強みも弱みも異なると考えます。

自宅でできるアーユルヴェーダ

アーユルヴェーダを最大限に活用するためには、アーユルヴェーダ医師の診察を受けるべきです。医師はあなたを評価し、あなたの体質タイプを特定したうえで、治療法を指示してくれるでしょう。けれども、自宅で自分でもできる方法はたくさんあります。キッチンの戸棚に入っているハーブやオイルにも、使えるものがたくさんあるのです。自分のライフスタイルとドーシャにぴったりの食事と運動を選ぶこともできます。

毒素の蓄積
家庭で自己治療するとき、留意しなくてはならないポイントがいくつかあります。ハーブを使うときは、頻繁に種類を変えましょう。毒素が蓄積したり、依存症やアレルギー反応が起こるのを避けるためです。まれではありますが、ありえることなのです。少しでも不快を感じたら、すぐに使用を中止しましょう。

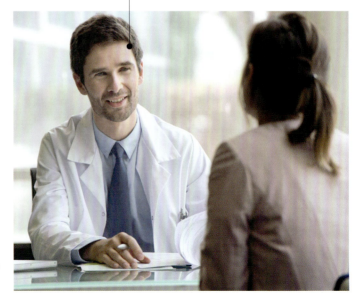

アーユルヴェーダの医師は、患者をきちんと診断します。

助言を求める
自己療法を始める前に、医師にアドバイスを求めるのがよいでしょう。

自宅療法

薬用のハーブは非常に強い力を持つことがあり、あなたの体や体質に甚大な影響を及ぼす可能性があります。ですから、たくさんの量を試さないこと。多ければ多いほど効果があるわけではないことを、覚えておいてください。少量を使ってみて、それとわかる効果が出るかどうか調べましょう。

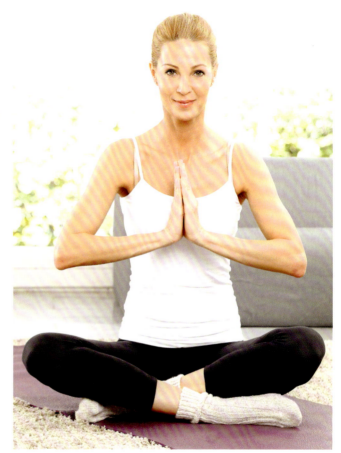

瞑想
瞑想で心を開き、癒しと和みを感じましょう。

セルフマッサージ

自分のドーシャに合ったオイルを使うこと。オイルは強力なツールであることを忘れないでください。

始める前に

このあと数ページにわたって、一般的な病気に対する有効性が実証済みの治療法をいくつか紹介します。とはいっても、その療法があなたに適しているというわけではありません。自己治療プログラムを始める前に、必ず専門家にアドバイスを求めましょう。どんな健康状態の人も、自分のドーシャを評価してもらうことが重要です。それを間違えると、ひどいアンバランスが起こるおそれがあります。

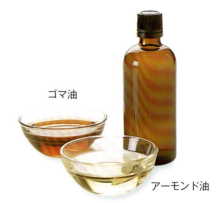

ゴマ油

アーモンド油

自宅でできるアーユルヴェーダ

よくある病気

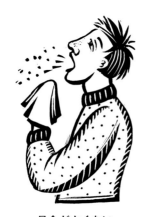

具合がよくない
アーユルヴェーダによれば、
病気の原因はアンバランスです。
原因を探れば治療法がわかります。

よくある病気には、家庭で安全に治せるものがたくさんあります。たいていの治療法は、自分の病気の根本的な原因をよく考えて、それに対処すればよいだけです。アーユルヴェーダでは、ほとんどの病気は単なるアンバランスの兆候だとされていることを、心にとめておきましょう。そのアンバランスを正せば、ずっと気分がよくなるのです。

どんな場合も、病気を克服するためには自分のドーシャ型を知り、それに合ったライフスタイルのアドバイスに従う必要があります。自宅でハーブ、クリスタル、あるいはオイルを少量使って、症状を和らげることができます（次ページの表を参照）。症状に変化が見られなければ、医師の診察を受けましょう。

不眠症

ナツメグ、ヴァレリアン、ポピーをミルクで煎じて飲みます。ストレス、旅行、不規則なライフスタイル、興奮剤、働きすぎなど、ヴァータを増大させる状況を避けましょう。ピッタ型の不眠症の原因には、怒り、嫉妬、フラストレーション、熱、高温などが挙げられます。ピッタ型向けのライフスタイルのアドバイス（p.212-213を参照）に従い、頭と足にブラーミのオイルをすり込みます。

風邪

充血を緩和し、バランスをとり、免疫力を高め、温熱効果のあるハーブを使います。とりわけ効果が高いのは、ショウガ、シナモン、カンゾウ、エキナセア、アンゼリカ、タンポポ、生ペパーミントです。ヴァータ型の風邪には乾燥した症状が現れますが、ショウガ、クミン、ピッパリが効きます。ピッタ型の風邪は温熱作用があるので、熱が出るかもしれません。

よくある病気

これにはペパーミントとサンダルウッドを使いましょう。カパ型の風邪は重くなる傾向があります。レモン、ショウガ、シナモン、クローヴ、トゥルシを煎じて蜂蜜を少し加えた、熱いスパイスティーを飲みましょう。そのほか、ピッパリとペパーミントも効きます。サウナや熱い風呂は、熱を上げる可能性があります。

ハーブ	病気
コリアンダー	副鼻腔炎、頭痛、風邪、膀胱炎
マスタードのオイルとシード	頭痛、発熱、手足の冷え、リウマチ
カレーリーフ	生理痛
ニンニク	歯痛、バクテリアや菌の感染症、ウイルス性疾患、カンジダ、下痢
ショウガ	消化不良、咳と喉痛、菌の感染症
マスタード	月経障害、下痢、発熱、消化不良、痔
ゴツ・コーラ	3つのドーシャすべてのバランスをとり、循環器を刺激し、記憶力や集中力を高めます

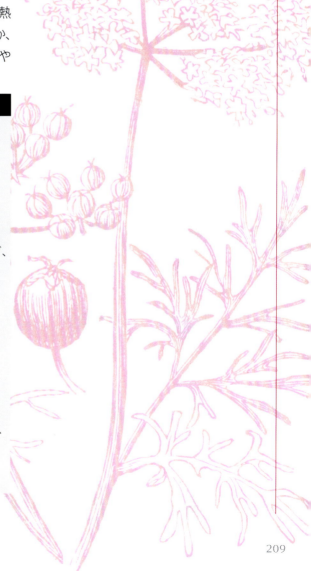

209

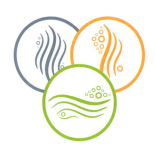

自分のドーシャ
どんなアーユルヴェーダのプログラムを始めるときも、事前に自分の正しいドーシャ型を知っておく必要があります。

アーユルヴェーダ式ライフスタイル

どんな健康状態でも、どんな病気にかかっていても、自分のドーシャ型に合った生き方がプラスになることは間違いありません。本書では、食事とライフスタイルの改善について、できることとやるべきことを論じてきました。ここでは、自分のドーシャ型のバランスをとるのに即効性のあるコツを紹介します。できれば毎日実践してください。

ヴァータ
このドーシャは動くエネルギーのもとです。次のアドバイスに従えば、アンバランスになるのを防ぐことができます。

- 暖かくして、極端な寒さを避けること。
- 取り乱さないこと。
- 決まった日課をつくること。
- 休息を十分にとり、毎晩同じ時間に就寝すること。
- スパイスのきいた温かいものを食べること。
- 冷たいもの、凍ったもの、生ものは食べないこと。

暖かくする
どのドーシャ型の人も、冬には暖かい格好をするべきですが、とくにヴァータ型の人にとっては重要なポイントです。

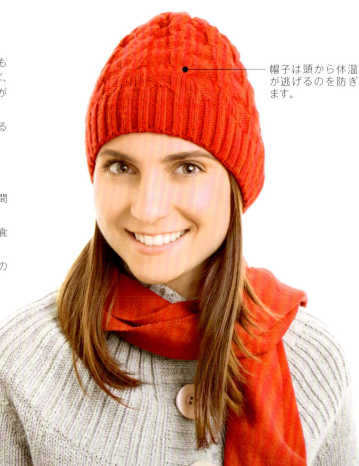

帽子は頭から体温が逃げるのを防ぎます。

ピッタ

消化のエネルギーを供給するピッタのバランスをとるには、次のアドバイスに従いましょう。

- 過剰な熱や蒸気を避けること。
- 暑い気候のときは運動しないこと。
- 体を冷やす食べ物を食べること。
- 油をとり過ぎないこと。
- 塩分は控えること。

カパ

このドーシャは、滑らかにするエネルギーのもとになります。次のようにライフスタイルを改めると役に立ちます。

- つねに活動的でいること。そして運動をたくさんすること。
- 昼間は睡眠をとらないこと。
- 日課に変化をもたせること。
- しつこいもの、脂肪の多いもの、油っこいものは食べないこと。
- 乳製品は控えること。

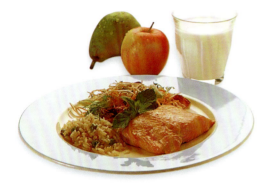

ドーシャに合った食事
食事法はアーユルヴェーダでは非常に重要です。ピッタ型の人は、冷却効果のある食べ物をたくさんとりましょう。

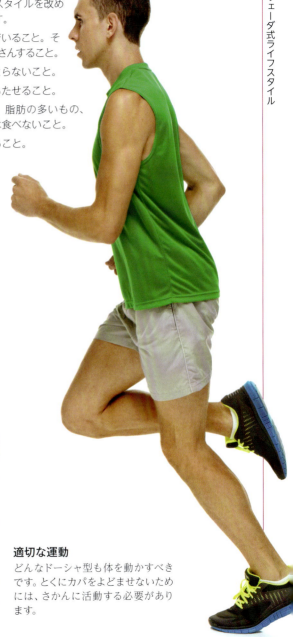

バランスをとる

ライフスタイルを改めるのは難しいことですが、自分のドーシャのバランスがとれるように少しでも変えれば、心身ともにもっと健やかになれるのです。アーユルヴェーダ式ライフスタイルのガイドラインの数に驚いてはいけません。ほとんどは楽に日常生活に取り入れることができます。それに前より健康になっていきますから、健全なバランスを保つ生活様式を自然に選ぶようになるでしょう。

適切な運動
どんなドーシャ型も体を動かすべきです。とくにカパをよどませないためには、さかんに活動する必要があります。

アーユルヴェーダ式ライフスタイル

211

ドーシャのまとめ

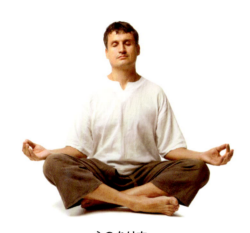

心のあり方
自分のドーシャを知り、それを尊重することで、心身ともに健やかな自然の状態に到達できます。

　ここで、3つのドーシャ型を要約します。それぞれのタイプにとって大事なことを思い出していただくためです。重要なポイントを日常的に心にとめておいてください。

ヴァータ

　ヴァータは、あらゆる体の作用に必要不可欠な動きを提供します。秋と季節の変わり目に、最も優勢になります。ヴァータ型の人がこの動きのエネルギーを抑えておくには、型にはまった言動が役立つでしょう。

　ヴァータの特性は、乾燥、軽、冷、荒、微細、動、純なので、これらのうちどれか1つでも過剰になると、バランスが崩れるおそれがあります。頻繁な旅行、とくに飛行機での旅、大きな騒音、絶え間ない刺激、薬物、砂糖、アルコールなどはすべて、ヴァータを増大させます。ヴァータ型の人は、地に足をつけて、そのままじっとしていることがなかなかできません。他のタイプよりもたくさん休息が必要ですから、午後10時までには就寝するのがベストです。一般にヴァータが過剰な人は、温かく、しっとりしていて、少し油っこい、胃にもたれる食べ物に、とくにすばやく反応します。スチームバスや加熱器、そして水分全般が役に立ちます。毎日入浴やシャワーの前に、オイルマッサージをすることをおすすめします。

ピッタ

　ピッタ型の人は、熱く、鋭く、激しく、周囲をかき乱す、火の性質をたくさん備えています。そして体温が高く、辛らつな考えと鋭い知性を持っています。バランスが崩れると、扇動的で怒りっぽくなることがあります。ピッタの特性は、油、熱、軽、動、分散、液で、これらのうちどれか1つでも

過剰になると、ピッタが増大します。暑い夏はピッタの季節で、多くのピッタの病気はこの時季に起こります。冷たさに重点を置いて食事やライフスタイルを改めましょう。ピッタが過剰になっている人は、暑いときに運動してはいけません。

カパ

　カパ型の人は、強さと持久力とスタミナがあります。バランスがとれているときには、優しくて情愛深い気質です。食べ物は甘いもの、塩味のもの、油っこいものを好みますが、辛味、渋味、苦味でバランスがとれる体質なのです。カパ型の人たちは、月が満ちるにつれていらいらしてくる場合があります。その時期には水分が停留しがちだからです。冬はカパが蓄積する季節ですから、カパのバランスをとるような修正が大切です。

ドーシャのチェック

アーユルヴェーダのプログラムを始める前に、必ずドーシャを正しく査定する必要があります。

幸福な生活

人類の究極の目標は、末永く幸せに生きることです。アーユルヴェーダは、心と体と精神に働きかけて、それを実現します。アーユルヴェーダの目標は、単に寿命を何年か延ばすことではありません。あなたの生活に命を吹き込むことなのです。体と心と魂とが調和して生きてはじめて、人は完全に健康になることができます。アーユルヴェーダの対象は体と心と魂すべてであり、その多岐にわたる緻密な一連の治療法は、今日だけでなく将来のライフスタイルも決めるものです。

ストレス

ストレスはきわめて現代的な苦痛の種ですが、アーユルヴェーダの医書には、ストレスの多い生活によるダメージのあらましが、非常に明確に記述されています。アーユルヴェーダは正しい生活を教えているのですが、それは自分自身にも他人にもプラスになる、健康で幸せな生き方なのです。毎日激しい生存競争にもまれ、働きすぎ、人間関係に不満を抱え、成功と富に取りつかれている人や、家族にも会わず、リラックスできる時間もないような人が、正しい生き方をしていないことは、火を見るより明らかです。アーユルヴェーダは、生活と自分自身を変えるチャンスをくれるのです。

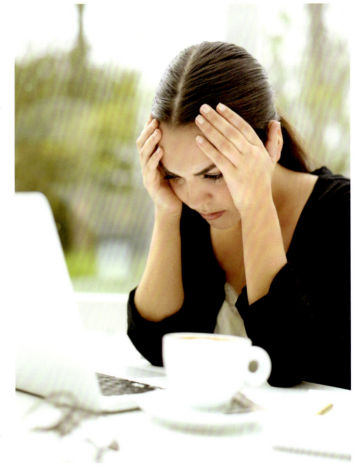

生活を見直す

ストレスだらけの生活をしている人は、健康と幸福が脅かされ、体のバランスが崩れるでしょう。

幸福な生活

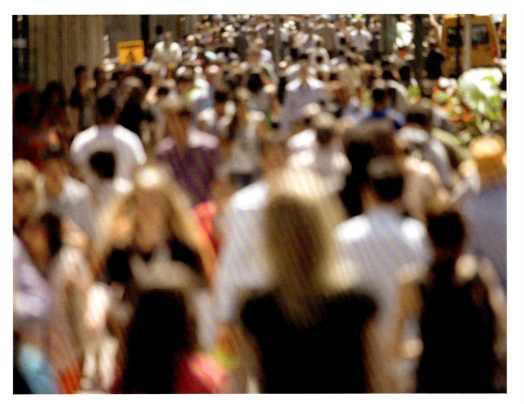

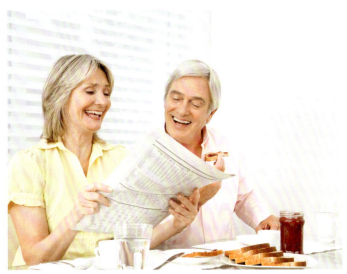

競争社会を逃れる
自分のために時間を割くことで、西洋式のライフスタイルが引き起こすストレスを相殺することができます。

老化
アーユルヴェーダの理論では、老化の概念は人を物質的な状態という観点からしか見ていない、「知性の誤り」と考えられています。暦年齢は忘れましょう。その代わり、心の可能性とみずみずしさに注意を向け、年をとらない人になりましょう。

215

用語解説

アーマ
代謝機能の異常によって生成される毒素の総称。

アグニ
消化から宇宙の火の真髄にいたるまで、あらゆる火を表す言葉。

オージャス
体、心、精神を統合する、ホルモンのような物質。オージャスがエネルギーを心から体に移し、免疫をコントロールします。

カパ
ドーシャの1つで、元素は水と地。

ギー
精製されたバター。

サトヴィック
平静を特徴とする最も気高い心の状態。精神的成長によって到達するもの。

ジョーティシュ
アーユルヴェーダ医学で治療の補助に用いられる、インドの占星術。

ダートゥ
血漿、血液、筋肉、脂肪、骨、骨髄、神経の体組織、および生殖組織。

タマシック
否定、自己中心、エネルギー不足、質の悪い食事を特徴とする、最も卑しい心の状態。

チャクラ
体内にある7つのエネルギーの中心。

チャラカ・サンヒター
約3000年前にまとめられた、アーユルヴェーダの基本となる原典の1つ。

ドーシャ
目に見えない力（本当の語意は「誤り」または「間違い」）。3つのドーシャ（ヴァータ、ピッタ、カパ）があり、心身の生物学的・心理学的機能をすべてつかさどっています。

パンチャカルマ
5段階の浄化プログラム。

パンチャマハーブータ
物質の五大元素または状態。空（空間）、風、火、水、地。

ピッタ
ドーシャの1つで、元素は火と水。

プールヴァカルマ
パンチャカルマ療法のために体を準備する浄化プログラム。

ヴァータ
ドーシャの1つで、元素は風と空。

ヴィクルティ
変わりやすい現在の健康状態。3つのドーシャの状態で表される、一時的な状態。

ヴェーダ
インドの知恵が書かれた古典。

プラーナ
生命力。

プラクリティ
最初の活動──人の生来の性質または体質。

マラ
老廃物のこと。汗、尿、便があります。

マルマ
生命エネルギーの流れにとって重要な体のツボ。

ラサ
情緒のもととなる味。

ラサーヤナ
体と心と精神を以前の調和した状態に戻す、若返り療法。

ラジャシック
何かにふけり過ぎ、気分にむらが起きやすい、平均的な心の状態。

further reading

Bhishagratna, K.L. (translator) *Sushruta Samhita*. Chaukhambha, India, 1981.

Chopra, Deepak. *Ageless Body, Timeless Mind: A Practical Alternative to Growing Old*. Rider Books, U.K., 1993.

Chopra, Deepak. *Perfect Health: The Complete Mind/Body Guide*. Bantam Books, London, 1990.

Chopra, Deepak. *Quantum Healing: Exploring the Frontiers of Mind/Body Medicine*. Bantam Books, U.S., 1991.

Dash, Bhagwan. *Basic Principles of Ayurveda*. Concept Publishing, India, 1980.

Dash, Vaidya Bhagwan and Acarya Manfred M. Junius. *A Handbook of Ayurveda*. Concept Publishing, India, 1983.

Gerson, Scott. *Ayurveda: The Ancient Healing Art*. Element, U.K., 1993.

Godagama, Dr. Shantha. *The Handbook of Ayurveda*. Kyle Cathie, London, 1997.

Lad, Vasant. *The Complete Book of Ayurvedic Home Remedies*. Piatkus, London, 1998.

Lad, Vasant, and Dr. David Frawley. *The Yoga of Herbs: An Ayurvedic Guide to Herbal Medicine*. Lotus Press, U.S., 1988.

Murthy, Prof. K.R. Srikanta. *Madhava Nidanam (Roga Viniscaya) of Madhavakara: A Treatise on Ayurveda*. Chaukhambha Orietanlia, India, 1987.

Sharma, Pandit Shiv. *Ayurvedic Medicine, Past and Present*. Dabur Publications, India, 1975.

Sharma, P.V. *Caraka Samhita*. Chaukhambha Orietanlia, Inida, U.K., 1981.

Svoboda, Dr. Robert. *Prakruti: Your Ayurvedic Constutition*. Geocom, U.S., 1989.

Warrier, Gopi, and M.D. *Deepika Gunawant The Complete Illustrated Guide to Ayurveda: The Ancient Healing Tradition*. Element Books, U.K., 1997.

Wilson, H.H. *The Vishnu Purana, a System of Hindu Mythology and Tradition*. Panthi Pustak, India, 1961.

The Bhagavad Gita—any edition.

Translation by Board of Scholars. *The Siva-purana*. Motilal Banarsidass, India, 1970.

問合わせ先

一般社団法人
日本アーユルヴェーダ学会（本部）
〒570-0075
大阪府守口市紅屋町6番8号
tel : 06-6994-9250
http://ayurvedasociety.com/
アーユルヴェーダの普及

NPO法人 日本アーユルヴェーダ研究所付属
日本アーユルヴェーダ・スクール
〒103-0012
東京都中央区日本橋堀留町2-6-6
ライフサイエンスビル10F・11F
tel : 03-3662-1384
http://www.ayv-school.com/
アーユルヴェーダの教育

ハタイクリニック
〒153-0065
東京都目黒区中町2-47-22　統合医療ビル
tel : 03-3719-8598
fax : 03-3716-2330
http://www.hatai-clinic.com/
アーユルヴェーダの診療

日本ナチュラルヒーリングセンター
〒104-0061
東京都中央区銀座1-20-5　清和ビル7階
株式会社ゼロサイト内
tel : 03-6228-6778
fax : 03-6228-6779
http://www.jnhc.co.jp/
アーユルヴェーダを含む、
種々のヒーリングテクニックの教育

医療法人社団邦友理至会
マハリシ南青山プライムクリニック
〒107-0062
東京都港区南青山1-15-2
tel : 03-5414-7555
http://www.hoyurishikai.com/
アーユルヴェーダの診療

ビューティーライフ研究所
〒132-0031
東京都江戸川区松島4-14-2
パストラルプラザ206号
tel : 03-3674-3568
fax : 03-3674-3615
http://www.btl369.com/
アーユルヴェーダ、アロマセラピーを使った介護や
ケアの実践と教育

ムクティ
〒420-0068
静岡県静岡市葵区田町2丁目80-2
tel : 050-3786-3778
fax : 050-3730-3353
アーユルヴェーダのヘッドマッサージ、
ヘナを使ったケアの実践と教育

大阪アーユルヴェーダ研究所
〒532-0011
大阪府大阪市淀川区西中島4-7-12-501
tel : 06-6305-0102
http://www.e-ayurveda.com/
アーユルヴェーダの教育

問合わせ先

楽健法普及協会本部
〒633-0053
奈良県桜井市谷381-1
tel & fax：0744-46-2410
足圧マッサージ（楽健法）の普及

**日本タッチ・コミュニケーション協会
広島事務所**
〒730-0051
広島市中区大手町1-5-3
広島県民文化センター6階1号室
tel：090-1331-6869
http://npojatc.com/
アーユルヴェーダの考え方に基づくベビーマッサージの普及

日本ヨーガ禅道院
〒612-8017
京都府京都市伏見区桃山南大島町70-25
tel：075-621-3831
fax：075-621-3839
http://www.yoga-zen.org/
ヨーガの普及

日本ヨーガ・ニケタン本部
〒683-0842
鳥取県米子市三本松1-2-24
Tel.0859-22-3503
Fax.0859-22-1446
http://yoganiketan.jp
ヨーガの普及

**生活の木　アーユルヴェーダサロン
アーユシャ飯能店**
〒357-0041
埼玉県飯能市美杉台1-1
tel：042-972-2100
fax：042-972-1806
アーユルヴェーダに基づくエステサロン

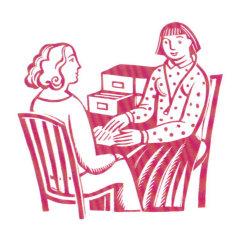

索引

あ

アーマ	25,65,102,172,188-189
アーユルヴェーダの8分野	18-19
アーユルヴェーダの定義	8,10
アーユルヴェーダの歴史	9,14-17
アーユルヴェーディック	
慈善病院	198,200
アグニ	代謝を参照
悪魔に取りつかれる	15
脚,マルマ・ポイント	86-87
味,6つの	158-161
足のマッサージ	83,85
アシュワガンダ	103
頭,マルマ・ポイント	86-87
アフターケア	202-203
甘い食べ物	158,160-161,163
アロエ・ヴェラ	98
アンバランス	205
7段階	56-57
概念	24-25,28-31
食欲と	175
ダートゥの	60-61
体重と	176,178
ドーシャの	35-37,40-41,44-45,56-61
医師	190-201
資格	201
自己治療と	206
条件	193
食事法	185
診察	192-195
身体検査	196-197
病院治療	198-201
色のイメージ	93
ヴァータ	34-37
アンバランスな	35-37
運動	106-107,115
風邪と	208
体と	58,59
感覚と	130
季節のサイクル	136
呼吸法	119
時間のサイクル	133-134

種類	33
食事と	
47,158-159,163,166-167,184	
食欲	174
生活のリズム	139
体重と	176-177
断食	181
特徴	30,32-35,212
ハーブ	97,103
バランスのとれた	36-37
評価	48,50
宝石療法	147-148
マッサージ・オイル	80
マルマ療法	86-87
脈	197
ライフスタイルと	210
ヴァマナ	73
ヴィクルティの状態	31
ヴィレーチャナ	72
ヴェーダ	9,15,16
腕,マルマ・ポイント	86-87
運動	105,106-117,187,211
運動神経障害	201
エネルギー	
オージャス	62-63
クンダリニー	90,92
プラーナ	88,118
オージャス	62-63
オイル	
68,70-71,74-77,79-81,101,207	

か

風邪	208-209
風の元素	34,54-55
肩立ち	117
活力呼吸	120
カパ	42-45
アンバランスな	44-45
運動	106-107,115
風邪と	208-209
体と	59
感覚	131
季節のサイクル	136

呼吸法	119
時間のサイクル	133,135
種類	45
食事	47,158-159,162,
	170-172,184-185
食欲	174
生活のリズム	139
体重と	177
特徴	31-33,35,42-43,213
ハーブ	97,103
バランスのとれた	44-45
評価	49,50
宝石療法	149
マッサージ・オイル	81
マルマ療法	86-87
脈	197
ライフスタイル	211
辛い食べ物	72,199
体	
組織	60-62
体重	176-178
ドーシャと	58-59
老廃物	64-65
カルマ	20-23
感覚	
鍛える	130-131
刺激	28
潅水	101
季節	
サイクル	
	29,132-133,136-137,187
食べ物と	162-163,184
木のポーズ	114
キャラウェー	99
ギリシャ医学	16
筋肉	60,88
空の元素	34,54-55
果物	155,157
首,マルマ・ポイント	86-87
クリーム	100
黒コショウ	99
クンダリニー・エネルギー	90,92
血液	60,72-73

血漿 60
解毒 24-25,68,70-75, 180-181,186-189
健康 24-27,152-153
元素 34,38,42,54-55, 131,160-161
幸福 214-215
呼吸法 109,118-121
心
　状態 52-53
　体重と 179
　評価 50-51
骨髄 60
子供時代 139
コブラのポーズ 115

さ
催吐療法 73
魚 155
魚のポーズ 116
座剤 101
サトヴィックな心 52-53
サトヴィックな食べ物 164,189
サトヴィックな治療 128
サマナ ハーブ療法を参照
シヴァ 15
塩味の食べ物 160-161,163
時間 29,132-135
時間生物学 132-133
自己治療 27,202-203, 206-211
　解毒 188-189
　ハーブ薬 206-209
　マッサージ 80-85,207
　瞑想 207
　ライフスタイル 210-211
自然 132-133
舌 196
シナモン 99
渋い食べ物 160-163
脂肪 60
しゃがむ113
シャタヴァリー 103

習慣,毎日・季節の 69
ショーダナ 解毒を参照
ショウガ 182,209
錠剤 100
食事 69,150-189,203
　6つの味 158-161
　ガイドライン 156-157
　季節の 137,162-163
　解毒と 75,180-181,186-189
　生命エネルギーと 63
　代謝と 172-173
　食べ物と薬 182-183
　食べ物の分類 154-155,164-165
　断食 180-181
　ドーシャと 47,158-172, 174-178,184-185
食欲 174-175
神経 60
浸剤 100
診察 192-195
身体検査 196-197
診断 46
スウェーダナ 発汗療法を参照
鋤のポーズ 116,117
スチームバス 75,199
酸っぱい食べ物 158,160-161,163
ストレス 36,125,214-215
ストレッチ 112-113
スネーハナ マッサージを参照
生活のリズム 138-139
星宿 143,144-145
生殖器官 60
精神的治療 69,152-153
西洋医学 12,17,204-205
セックス 153
占星術 142-147
壮年 139

た
ダートゥ 60-61
ターメリック 182,183
代謝 61,172-173
体重 176-178

太陽礼拝のポーズ 110-111
タマシックな心 52,53
タマシックな食べ物 165
タマシックな治療 128
タマネギ 183
断食 180-181
地の元素 42,54-55
チャクラ 90-93,149
チャラカ・サンヒター 14,15,21,25,102
チャンドラシュタマ 145
中国医学 16,88-89
長寿 27,43
治療 66-149
治療の種類 128
チンキ 100
月 143-145
テージャス 62
ドーシャ 29-51,カパ, ピッタ,ヴァータも参照
　アーユルヴェーダのタイムクロック 133-135
　アンバランスな 35-37,40-41,44-45,56-61
　運動 106-107,115
　風邪と 208-209
　体と 58-59
　感覚と 130,131
　季節のサイクルと 136-137
　解毒と 72,74
　呼吸と 119
　食事と 158-172,174-178, 184-185
　ハーブ 97
　バランスのとれた 36-37, 40-41,44-45,178
　評価 46-51
　不眠症と 208
　脈診 196-197
　要約 212-213
　ライフスタイルと 210-211
　老化と 138-199

胴体,マルマ・ポイント	87	解毒と	72	マッサージ	
道徳的信条	153	呼吸法	119		68,70-71,76-85,186,207
毒素の蓄積	206	時間のサイクル	133,135	マナサ・プラクリティ	53
トリドーシャ	ドーシャを参照	種類	39	マラ	64-65
		食事	47,158-159,163,	マルマ療法	68,86-89,92

な

ナスヤ療法	73,198		168-169,184-185	マントラ	126,128-129
夏	163	食欲	174	水の元素	38,42,54-55
苦い食べ物	160-163	生活のリズム	139	脈診	195,196-197
日常生活	140-141	断食	181	瞑想	122-129,202,207
乳製品	154,157	特徴	31-33,38-39,212-213	目の診察	195
ニンニク	182,209	ハーブ	97,103		
飲み物	63,147,155	バランスのとれた	40-41		

は

				や	
ハーブティー	180,181	評価	49,50	夜間	133,135,141
ハーブ療法	68-69,94-101	不眠症	208	指	195,196
再生の	103	宝石療法	148	ヨーガ	27,108-121,203
白己治療	206-207	マッサージ・オイル	80	エクササイズ	108-117
スチームバス	75,199	マルマ療法	86-87	呼吸	118-121
体重管理	177	脈	197	容姿	30-31,35,39,43,48-49
毒素の蓄積	206	ライフスタイル	211	よくある病気	208-209
ハーブの特性	96-97	ピッパリ	103		
ハーブの用法	100-101	泌尿器	64		
よくある病気を治す	208-209	ひねる	113	ら	
背面,マルマ・ポイント	86	火の元素	38,54-55	ライフスタイル	
運ぶ物質	94	病院治療	198-201		150-189,195,210-211
バスティ療法	72,199	病気		ラクタモクシャナ	72-73
バストリカ呼吸	121	原因	20,28-29,56-57,62,65	ラサーヤナ	69,102-105
発汗療法	65,70,80	よくある	208-209	ラジャシックな心	52,53
バランス		昼間	133-135,140-141	ラジャシックな食べ物	164-165
概念	24-2	プールヴァカルマ	68,70-71,74-75	ラジャシックな治療	128
ドーシャの		不眠症	208	リラックス法	
	36-37,40-41,44-45,178	冬	163,187		109,117,122-129
春	162,187	プラーナ	68,81,88,118	理論	26
パンチャカルマ	25,68,72-75	プラーナーヤーマ	109,118-121	輪廻	20
ピッタ		プラクリティの状態	30	老化	105,138-139,215
アンバランスな	40-41	ブラフマー神	9,15	老年	139
運動	106-107,115	糞便	64-65		
風邪と	208	宝石療法	146-149,203	わ	
体と	58,59	骨	60,88	若返り療法	69,102-105
感覚	131	ホリスティックな治療	18		
季節のサイクル	136-137				

ま

前向きな考え・行動　104,152-153

acknowledgments

The publisher would like to thank the following for the kind loan of props for the photography:
Cargo HomeShop, London; The Ayurvedic Trading Company; Mysteries, London;
Neal's Yard Remedies, London; and Debbie Moore for Pineapple, London.

Special thanks go to The Ayurvedic Charitable Hospital, London, and Dr. Dattani,
Dr. Malagi, Dr. Indulal, and Dr. Gunawant for help with this book and the case history.
Thanks also to Mark Ansari, Denise Christian, Michaela Clarke, Ben Evans, Jamie Hickton,
Miranda La-Crette, and Louise Sweeney for their help with the photography.

PICTURE ACKNOWLEDGMENTS

Every effort has been made to trace copyright holders and obtain permission. The publishers apologize
for any omissions and would be pleased to make any necessary changes at subsequent printings

Alamy/ imageBROKER: 22b; mediacolor's: 73. **Bridgeman Art Library/** India Office Library, London: 15t. **Getty/** Bettmann / Contributor: 17, 134t; Paul Beinssen: 15b; Herve BRUHAT / Contributor: 74t; Dinodia Photo: 11; Fancy/Veer/Corbis: 46b; Michael Fellner: 9; Frederic Soltan: 129; PhotoAlto/ Eric Audras: 206; Vaidya Dhanvantari, Supreme Saint of Ayurveda Medicine, India School/Private Collection/Dinodia: 14b; Matthew Wakem: 67, 205. **iStock/** 4x6: 107l, 175, 211r; andresr: 157t; Silvia Boratti: 55l; byheaven: 95t; Christopher Futcher: 139t; Mendelex_photography: 210b; Sonya_illustration: 91; Mark Strozier: 53; thesomegirl: 151. **Shutterstock/** Africa Studio: 155c, 159b, 168r; azure1: 158; Yana Alisovna: 30, 34, 38b, 42b, 46t, 51, 54b, 55r, 58t, 59, 130r, 135t, 166t, 168t, 170t, 210t; Alohaflaminggo: 122t; artpixelgraphy Studio: 202b; Bandido Images: 95b; binik: 130–131; BLACKDAY: 33; Blinka: 141; blvdone: 215t; Natalie Board: 170r; Rommel Canlas: 174; Andy Dean Photography: 138; deeepblue: 153; Dragon Images: 178; Elena Elisseeva: 155b; Elovich: 182b; Evikka: 158; Ewais: 155t; f9photos: 90t, 203tl; fizkes: 63l, 106b; Flashon Studio: 106t; gary yim: 123bl; George Rudy: 179t; Daniel Gilbey Photography - My portfolio: 101; GlebStock: 193; Joe Gough: 179b; Antonio Guillem: 107t; JIANG HONGYAN: 182c; Image Point Fr: 85; Jasmina007: 121; Julenochek: 212; Kinga: 207t; Robert Kneschke: 215b; Konstanttin: 165; kosmofish: 123t; kurhan: 139b, 187l; Lightspring: 54t; lightwavemedia: 197; lipik: 102b; Nina Lishchuk: 2; Little_Desire: 61; Dmitri Ma: 65; Mariyana M: 162t; mimagephotography: 23, 125; Monkey Business Images: 105; morgenstjerne: 149; M. Unal Ozman: 158; Nagib: 123br; Kritsada Namborisut: 166b; Nila Newsom: 13; Ilyashenko Oleksiy: 14t; ostill: 128; Pan Stock: 183r; paulista: 154t; David Pereiras: 177; Photographee.eu: 72, 182t; photomak: 26; Pikoso. kz: 27, 109, 113; Piotr Krzeslak: 133, 57, 74b; pixelparticle: 142b; polkadot_photo: 200; Poznyakov: 77; redstone: 158; Elena Schweitzer: 63cr; Serg64: 213; sergo iv: 29; Elena Shashkina: 173; sheff: 103r; shooarts: 93; Smart-foto: 143t; Olaf Speier: 69; Marco Speranza: 62t; Vladyslav Starozhylov: 161; stockcreations: 185; STUDIO GRAND OUEST: 191; subarashii21: 86, 87; Syda Productions: 122b; Timolina: 122b, 159c; Aleksandar Todorovic: 186b; Anatoly Tiplyashin: 63tr; Victor Tongdee: 51; Elena Trukhina: 63cr; Tspider: 25; Uber Images: 214; Vadven: 137; vaivirga: 98; Valentyn Volkov: 186t; viki2win: 21; Viktor1: 158; Chursina Viktoriia: 63tr; v.s.anandhakrishna: 22t; Lilyana Vynogradova: 63cr; Filip Warulik: 168l; Steven Wright: 145; MAHATHIR MOHD YASIN: 158.

著 者： **ゴピ・ウォリアー** (Gopi Warrier)
アーユルヴェーディック慈善病院およびアーユルヴェーディック・カンパニー・オブ・グレートブリテンの創立者であり、会長。

ハリッシュ・ヴァルマ博士 (Dr. Harish Verma)
インド屈指のアーユルヴェーダ医師であり、コンサルタント。著書に『アーユルヴェーダ医学全書(A Comprehensive Book of Ayurvedic Medicine)』など。

カレン・サリヴァン (Karen Sullivan)
健康問題を専門にしているライター。さまざまな雑誌に定期的に記事を提供し、数多くの著書を上梓。

翻訳者： **大田 直子** (おおた なおこ)
東京大学文学部社会心理学科卒業。訳書に『ヨーガの哲学』『アシュタンガ・ヨーガ インターミディエート・シリーズ』『アーユルヴェーダ＆マルマ療法』『プロフェッショナル ヨーガ』『リストラティブヨガ』（いずれもガイアブックス）など多数。

SECRETS OF AYURVEDA
アーユルヴェーダ式ライフスタイル

発　　　行　2019 年 12 月 1 日
発 行 者　吉田 初音
発 行 所　株式会社 **ガイアブックス**
　　　　　〒107-0052 東京都港区赤坂 1-1　細川ビル 2F
　　　　　TEL.03 (3585) 2214　FAX.03 (3585) 1090
　　　　　http://www.gaiajapan.co.jp

Copyright GAIABOOKS INC. JAPAN2019
ISBN978-4-86654-026-9　C0077

落丁本・乱丁本はお取り替えいたします。
本書を許可なく複製することは、かたくお断わりします。
Printed in China